Die Behandlung der Acne vulgaris bei Frauen

Die Behandlung der Acne vulgaris bei Frauen

Herausgegeben von
F. Nürnberger

mit Beiträgen von
M. Breckwoldt · D. Fanta · H. Gerny · M. Kása
F. Neumann · F. Nürnberger · L. Török

Walter de Gruyter
Berlin · New York 1989

Herausgeber
Prof. Dr. Friedrich Nürnberger
Universitätsklinikum Rudolf Virchow
Hautklinik und Poliklinik
Freie Universität Berlin
Augustenburger Platz 1
D-1000 Berlin 65

Wichtiger Hinweis
Medizin als Wissenschaft ist ständig im Fluß. Forschung und klinische Erfahrung erweitern unsere Kenntnisse, insbesondere was Behandlung und medikamentöse Therapie anbelangt. Soweit in diesem Werk eine Dosierung oder eine Applikation erwähnt wird, darf der Leser zwar darauf vertrauen, daß Autoren, Herausgeber und Verlag größte Mühe darauf verwandt haben, daß diese Angabe genau dem Wissensstand bei Fertigstellung des Werkes entspricht. Dennoch ist jeder Benutzer aufgefordert, die Beipackzettel der verwendeten Präparate zu prüfen, um in eigener Verantwortung festzustellen, ob die dort gegebene Empfehlung für Dosierungen oder die Beachtung von Kontraindikationen gegenüber der Angabe in diesem Buch abweicht. Eine solche Prüfung ist besonders wichtig bei selten verwendeten Präparaten oder solchen, die neu auf den Markt gebracht worden sind.

CIP-Titelaufnahme der Deutschen Bibliothek

Die **Behandlung der Acne vulgaris bei Frauen** / hrsg. von F. Nürnberger.
Mit Beitr. von M. Breckwoldt ... – Berlin ; New York : de Gruyter, 1989
ISBN 3-11-011806-8
NE: Nürnberger, Friedrich [Hrsg.]; Breckwoldt, Meinert [Mitverf.]

Satz: Buch- und Offsetdruckerei Wagner GmbH, Nördlingen. – Druck: Gericke GmbH, Berlin. – Bindearbeiten: Lüderitz & Bauer GmbH, Berlin. – Umschlagentwurf: Rudolf Hübler, Berlin.

Autorenverzeichnis

Prof. Dr. M. Breckwoldt
Abteilung klinische Endokrinologie
Universitäts-Frauenklinik
Klinikum der Albert-Ludwig-Universität
Hugstetter Straße 55
D-7800 Freiburg

Univ.-Doz. Dr. D. Fanta
Facharzt für Haut- und Geschlechtskrankheiten
Preuenhueberstraße 10
A-4400 Steyr

Dr. H. Gerny
Spezialarzt FMH für Dermatologie u. Venerologie
Witikonerstraße 3
CH-8032 Zürich

Prof. Dr. F. Neumann
Klinische Forschung III
Schering AG
Müllerstraße 172–178
D-1000 Berlin 65

Prof. Dr. F. Nürnberger
Universitätsklinikum Rudolf Virchow
Hautklinik und Poliklinik
Freie Universität Berlin
Augustenburger Platz 1
D-1000 Berlin 65

Dr. L. Török
Bács-Kiskun Megyei Tanács Kórház
Börgyógyászata
Nagykörösi u. 15., Pf 109
H-6000 Kecskemét

Vorwort

Die Acne vulgaris ist die häufigste Erkrankung junger Menschen. Für die äußere und innere Therapie stehen heute hochwirksame Medikamente zur Verfügung. Seit der Entdeckung der Antiandrogene (vor allem des Cyproteronacetats im Jahre 1962) mit ihrer sebosuppressiven Wirkung besteht für Frauen mit Acne vulgaris und gleichzeitigem Kontrazeptionswunsch die Möglichkeit einer effektiven hormonalen Behandlung mit einer Antiandrogen-Östrogen-Kombination.

Die Verfasser dieses Buches sind Spezialisten der Dermatologie, Endokrinologie und Gynäkologie aus der Bundesrepublik Deutschland, Österreich, Ungarn und der Schweiz. Die Autoren berichten über die Grundlagen der Antiandrogentherapie bei androgenbedingten Hauterscheinungen der Frau und vor allem über ihre Erfahrungen mit einer Cyproteronacetat-Ethinylestradiol-Kombination, die als DIANE® schon seit Jahren im Handel war, aber jetzt in östrogenreduzierter Form als DIANE®-35 neu auf dem Markt ist, mit besserer Effektivität bei Acne vulgaris der Frauen und geringeren Nebenwirkungen.

Darüber hinaus werden sämtliche übrigen modernen Therapiemöglichkeiten der Acne vulgaris besprochen. Damit ist dieses Buch ein hilfreiches Nachschlagewerk für alle Ärzte, die mit dem Problem der Acne vulgaris bei Frauen konfrontiert werden.

Berlin, im Juni 1989 F. Nürnberger

Inhalt

Therapiemöglichkeit der Akne bei der Frau

H. Gerny

Bei der Acne vulgaris handelt es sich um eines der häufigsten Hautleiden, welches in unseren Breitengraden vorkommt. Ca. 80% der Bevölkerung von Mitteleuropa leiden im Laufe ihrer Pubertät mehr oder weniger an dieser Krankheit. Da einerseits die Akne hauptsächlich das Gesicht, weniger Rücken und Brust befällt, anderseits es die meisten Jugendlichen in jener Lebensphase trifft, in welcher sie vom Jüngling zum Mann bzw. vom Mädchen zur Frau werden, ist der Krankheitswert dieses Leidens nicht nur auf die Haut begrenzt, sondern weist auch eine psychische Komponente auf, die je nach Charakter des Patienten, Zeitpunkt des Auftretens des Leidens sowie seiner zur Zeit bestehenden Umgebung mehr oder minder zum Ausdruck kommt. Beim Patienten, der an Akne leidet, ist es speziell wichtig, neben der Verabreichung von äußerlichen bzw. innerlichen Medikamenten, den Patienten über sein Leiden aufzuklären und ihn therapeutisch zu führen.

Tabelle 1 Ätiopathogenetische Faktoren der Akne

Vererbung
Hormonelle Dysregulierung der Talgdrüsenaktivität → Seborrhoe
Proliferations- Retentions-Hyperkeratose im Infrainfundibulum
Mikroorganismen

Die Behandlung einer Krankheit muß sich stets nach deren Ursachen richten (Tabelle 1). Im Mittelpunkt der Entstehung der Akne steht heute zweifelsohne die vermehrte Talgproduktion (Seborrhoe), wobei es keine Rolle spielt, ob es sich um die trockene (sicca) oder die ölige Form handelt. Dieser vermehrte Talgfluß wird durch ein erhöhtes Ansprechen der Talgdrüsen auf die männlichen Hormone verursacht. Damit sich aus dem Hauttyp der Seborrhoe eine Akne entwickeln kann, ist neben der vermehrten Talgproduktion eine Proliferations-Retentions-Hyperkeratose im Infrainfundibulum der Haarfollikel notwendig. Bei der Entstehung der entzündlichen Akneformen spielen das Propionibacterium acnes sowie Staphylokokken die entscheidende Rolle.

Grundzüge der Aknebehandlung

Da Akne, wie oben erläutert, ein multifaktorielles Krankheitsbild darstellt, ist stets eine kombinierte Behandlung notwendig:

1. Senkung der Talgproduktion = Sebosuppression
2. Keratolyse im Infrainfundibulum = Keratolyse
3. Verminderung der Mikroorganismen = Antibiotika

1. Senkung der Seborrhoe (Tabelle 2)

Eine schwache Senkung der Seborrhoe um ca. 10% erreicht man mittels regelmäßiger UV-A-Bestrahlung. Im Mittelpunkt der langdauernden Verminderung der Talgproduktion stehen ohne Zweifel die antiandrogenen Hormone und hier im speziellen das Cyproteronacetat. Dieses Antiandrogen wird kombiniert mit Ethinylestradiol als Ovulationshemmer eingesetzt [1, 2, 6, 10]. Die dadurch erreichte Talgsenkung variiert zwischen 30 und 50%, ohne daß es zu Veränderungen im hämostatischen System kommt [4]. Eine Verminderung bis zu 90% des Sebofilmes auf der Hautoberfläche erreicht man durch Isotretinoin [11]. Dieses Medikament kann jedoch nur kurzfristig eingesetzt werden, da es starke Nebenwirkungen aufweist. Im speziellen ist die Teratogenität dieser Substanz ein großer Nachteil.

Tabelle 2 Sebosuppression

UV-A	(ca. 10%)
Östrogene	(10–30%)
Antiandrogene	(50–70%)
Isotretinoine	(70–90%)

2. Keratolyse

Der stärkste äußerlich angewandte Wirkstoff ist Tretinoin. Diese Substanz führt jedoch sehr häufig zu Irritationen (Rötungen und Schuppen), welche die Patientin, die im Berufsleben steht, nicht tolerieren kann. Der am häufigsten heute angewandte Stoff in der äußerlichen Aknebehandlung ist Benzoylperoxid [8], wobei auch diese Substanz vereinzelt zu Reizungen führen kann. In der Kombination mit Imidazolderivaten konnte diese Nebenwirkung etwas vermindert und der Effekt leicht verbessert werden [7]. Von den intern verabreichten Medikamenten weisen die Antiandrogene einen mäßigen [1, 2, 6, 10], das Isotretinoin einen ausgeprägten keratolytischen Effekt auf [11]. Weitere bewährte porenöffnende Maßnahmen stellen die manuelle Komedonenentfernung (Acne surgery), Rubbelcrèmes und Peelings dar.

3. Verminderung der Mikroorganismen

Es stehen uns grundsätzlich 3 Gruppen von Antibiotika zur Verfügung, welche effektvoll das Propionibacterium acnes hemmen, und zwar die Tetrazykline, das

Erythromycin und das Clindamycin [8]. Bei der externen Behandlung weisen die Tetrazykline die Nachteile einer phototoxischen Reaktion sowie die kosmetischen Negativpunkte einer Gelbfärbung und einer Fluoreszenz auf. Intern angewandt hat Clindamycin den großen Nachteil der möglichen Bildung einer pseudomembranösen Kolitis.

Der antiandrogene Ovulationshemmer

Diese Form der Behandlung ist insofern die eleganteste, da zwei Ziele erreicht werden: Wünschen junge Frauen unter 35 Jahren als Konzeptionsschutz den Ovulationshemmer, weisen jedoch anderseits das Krankheitsbild einer Akne auf, so besteht die Möglichkeit, ohne spezielle zusätzliche Therapie das Hautleiden gleichzeitig zu sanieren (Tabelle 3). Die Erfolgsquote bei dieser Form der Behandlung variiert zwischen 40 und 60%, wobei am besten die vor der Menstruation exazerbierende Akne anspricht [1, 2, 4, 6]. Speziell gute Resultate zeigt diese Behandlung bei der Akne der erwachsenen Frau, die noch vermehrt zyklusabhängig ist und vor allem die Konturen und den Hals betrifft. Zeitlich tritt der Erfolg nach 3–9 Monaten auf (Tabelle 4); es ist folglich ratsam, diesen Ovulationshemmer mindestens während eines Jahres einzunehmen. Die Vorteile dieser Behandlungsform liegen neben einer Art Kausaltherapie des Leidens weiter darin, daß dieser Ovulationshemmer eigentlich kein Medikament darstellt, die Nebenwirkungen im Rahmen der üblichen Ovulationshemmer liegen (vgl. Beitrag von Nürnberger in diesem Buch) und neben dem sicheren Konzeptionsschutz noch ein zusätzlicher Behandlungserfolg erzielt wird (Tabelle 5). Neben Cyproteronacetat existieren als antiandrogene Substanzen noch Chlormadinonacetat und Spironolacton. Beide sind jedoch in der Wirksamkeit eindeutig schwächer [13] als die erstgenannte Substanz oder weisen bedeutend mehr Nebenwirkungen auf [5]. Zur Zeit auf dem Markt sind als Cyproteronacetat-haltige Präparate Diane® und Diane®-35, als Chlormadinonacetat-haltige Produkte Gestamestrol® und Neo-Eunomin®.

Tabelle 3 Indikationen für eine Antiandrogenbehandlung bei Aknepatientinnen

mit Östrogenen kombiniert:	Frauen unter 35 Jahren, die bereits andere Ovulationshemmer einnehmen Frauen unter 35 Jahren mit Wunsch nach Ovulationshemmern Konzeptionsschutz bei Isotretinoinbehandlung Akne der erwachsenen Frau
alleine:	Frauen im Klimakterium Status nach Uterusexstirpation

Tabelle 4 Besserung und Abheilung von Gesichtsakne unter Diane®-35

3. Zyklus	51,9%
6. Zyklus	82,2%
9. Zyklus	91,5%

Tabelle 5 Vorteile des antiandrogenen Ovulationshemmers

„Kausaltherapie“
„Kein Medikament“
Gute Verträglichkeit
Sicherer Ovulationshemmer

Perspektiven in der Aknebehandlung

In allernächster Zeit wird mit der Azelainsäure eine neue Substanz für die äußerliche Aknebehandlung zur Verfügung stehen. Diese Säure bewirkt eine Entzündungshemmung via antibakterieller Wirkung sowie eine Normalisierung der krankhaft gesteigerten Verhornung [3]. Die Talgproduktion wird wie bei Benzoylperoxid nicht verändert. Der genaue Wirkungsmechanismus dieses neuen Produktes ist zur Zeit noch nicht vollständig geklärt. Die Wirkungsstärke entspricht ungefähr derjenigen von Benzoylperoxid, mit dem Vorteil, weniger irritative Nebenwirkungen aufzuweisen.

Schwerpunkte in der Akneforschung bilden zweifelsohne die Suche nach lokal antiandrogen wirksamen Substanzen, wobei mit 17-alpha-Propylmesterolon eine mäßig potente Substanz bereits gefunden wurde [14]. Der große Vorteil einer solchen Behandlung würde darin bestehen, auch den Männern diese hervorragend wirksame Substanzgruppe zugänglich zu machen. Isotretinoin in einer Lokalapplikationsform und Substitution mit Linoleaten sind weitere mögliche Zukunftsrichtungen bei der Weiterentwicklung der Aknebehandlung (Tabelle 6).

Tabelle 6 Perspektiven in der Aknebehandlung

Azelainsäure
17-alpha-Propylmesterolon (lok. Antiandrogen)
Isotretinoin lokal
Linoleate

Die Behandlung in der Praxis

Da die Akne ein multifaktorielles Krankheitsbild darstellt, ist stets eine kombinierte Behandlung notwendig. Klinisch unterscheidet man drei Hauptgruppen von Akneformen: die nicht entzündliche Komedonenakne, die papulopustulöse Akne sowie die schwere zystischnodöse Form (Tabelle 7). Der Schweregrad dieser einzelnen Formen wird nach Plewig und Kligman in Grade I–IV unterteilt, wobei beim Grad I pro Gesichtshälfte bis 10 Effloreszenzen vorhanden sein dürfen, bei Grad IV mehr als 30 vorhanden sein müssen.

Tabelle 7 Akneformen

Komedonenakne
Papulopustulöse Akne
Zystischnodöse Akne

Die Behandlung einer vorwiegend komedogenen Akne besteht in äußerlich angewandten Tretinoin- bzw. Benzoylperoxid-haltigen Präparaten, in einer Verwendung von Rubbelcrèmes bzw. Peelings sowie in der manuellen Komedonenentfernung. Bei Wunsch nach einem Ovulationshemmer kann ein Cyproteronacetat-haltiger empfohlen werden (Tabelle 8).

Tabelle 8 Therapie der Komedonenakne

lokal:	Syndets
	Tretinoin (Irritationen!)
	Benzoylperoxid
	Benzoylperoxid + Econazol
	Rubbelcrème
	Aknetoilette
intern:	Eventuell antiandrogener Ovulationshemmer

Bei der entzündlichen Akneform (der Acne papulopustulosa) kommen zusätzlich zum obigen Behandlungsschema ein äußerliches Antibiotikum hinzu, meist Erythromycin oder Clindamycin sowie eine Antibiotika-haltige Maske. Ein Cyproteronacetat-haltiger Ovulationshemmer wäre sehr empfehlenswert. Bei der ausgeprägteren Form der papulopustulösen Akne (Grad III und IV) sind innerliche Antibiotika in Form von Minocyclin, Tetrazyklin oder Erythromycin meist unumgänglich (Tabelle 9).

Tabelle 9 Therapie der papulopustulösen Akne

lokal:	Benzoylperoxid + Econazol Erythromycin oder Clindamycin Aknetoilette (inkl. Antibiotikamaske)
intern: (bei Grad III/IV nach Plewig/Kligman)	Minocyclin, Tetrazykline, Erythromycin Antiandrogener Ovulationshemmer

Die Behandlung der Wahl bei der zystischnodösen Akne stellt neben den bereits erwähnten Substanzen das Isotretinoin dar. Als sicherer Konzeptionsschutz bei Anwendung dieser Substanz eignet sich ein Cyproteronacetat-haltiger Ovulationshemmer. Bei großen Zysten oder Knoten können intraläsionäre Triamcinoloninjektionen zusätzlich sehr hilfreich sein (Tabelle 10).

Tabelle 10 Therapie der zystischnodösen Akne

lokal:	Benzoylperoxid + Econazol Erythromycin, Clindamycin Aknetoilette (inkl. Antibiotikamaske) Intraläsionäre Triamcinoloninjektionen
intern:	Isotretinoin Antiandrogener Ovulationshemmer

Als Indikation für Isotretinoin gelten neben der bereits erwähnten zystischnodösen Akne, die therapierefraktäre Akne, die ungenügend ansprechende Akne sowie schnelle Rückfälle und das Auftreten einer gramnegativen Follikulitis.

Der Behandlungsablauf besteht in einer Intensivphase, bestehend aus Lokalbehandlung, manueller Komedonenentfernung, eventuell notwendiger interner Therapie sowie antiandrogenem Ovulationshemmer. Nach Abklingen von mindestens 50–70% der Effloreszenzen kann man in die Erhaltungsphase übergehen, wo die interne Therapie mit Ausnahme des Ovulationshemmers weggelassen wird. Sind die entzündlichen Veränderungen praktisch verschwunden, kommt es zu einem langsamen Übergang zur kosmetischen Pflege mit Einbau von Kosmetika sowie regelmäßiger Hautreinigung bei der Kosmetikerin. Der antiandrogene Ovulationshemmer wird mindestens ein Jahr weiter eingenommen (Tabelle 11).

Spielt sich die entzündliche Phase der Akne im Stratum reticulare des Cornium ab oder versucht die Patientin, die Komedonen „auszudrücken", entstehen unweigerlich *Narben*. Man unterscheidet 3 Formen: schüsselförmige, atrophische, Eispickelnarben, die scharfkantig sind und einen harten Randwall aufweisen, sowie verdickte hypertrophische Narben. Als Behandlung stehen chirurgische Maßnahmen, intraläsionäre Triamcinoloninjektionen sowie Kollagenimplantationen mit Zyderm II bzw. Zyplast zur Verfügung (Tabelle 12).

Tabelle 11 Therapieablauf

A) Intensivphase:	Lokalbehandlung Aknetoilette Ev. interne Therapie Antiandrogener Ovulationshemmer
B) Erhaltungsphase:	Lokalbehandlung Aknetoilette Antiandrogener Ovulationshemmer
C) Übergang zur kosmetischen Pflege:	Einbau von Kosmetika Kosmetische Hautreinigung Antiandrogener Ovulationshemmer

Tabelle 12 Behandlung von Aknenarben

Schüsselförmige atrophische Narben:	Kollagenimplantationen mit Zyderm II bzw. Zyplast
Eispickelnarben:	Exzision, Dermabrasio
Hypertrophische Narben:	Intraläsionäre Triamcinoloninjektionen

Diskussion

Für den Aknetherapeuten bietet das speziell in den letzten Jahren stark vergrößerte Angebot von wirksamen Substanzen die Möglichkeit, durch eine individuell angepaßte, differenzierte Behandlung bedeutend bessere Therapieergebnisse zu erzielen; dies setzt jedoch voraus, daß er stets optimal informiert ist.

Neben den reinen Wirksubstanzen sind jedoch die stete Hautkontrolle, Optimierung der Pflegemaßnahmen [9] sowie die psychologische Führung des Patienten von äußerster Wichtigkeit. Nur wenn alle Faktoren aufeinander abgestimmt werden, ist eine erscheinungsfreie Haut möglich.

Literatur

[1] Aydinlik, S.: Östrogenreduzierter Ovulationshemmer zur Aknetherapie. Doppelblindstudie zum Vergleich von Diane-35 gegen Diane. Fortschr. Med. *104* (1986) 547–550.

[2] Aydinlik, S., F. Neumann, A. Pauls et al.: Antiandrogene in der Dermatologie. In: E. Macher (Hrsg.): Jahrbuch der Dermatologie, 1987.

[3] Bladon, P. T., B. M. Burke, W. J. Cunliffe: Topical Azelaic acid and the treatment of acne: a clinical and laboratory comparison with oral tetracycline. Brit. J. Derm. *114* (1986) 493–499.
[4] Bruni, V.: Wirkungen eines antiandrogenen Kombinationspräparates auf das hämostatische System. Fortschr. Med. *105* (1987) 55–58.
[5] Carlborg, L.: Cyroterone acetate versus Levonorgestrel combined with Ethinyl-Estradiol in the treatment of acne. Acta Obstet. Cynecol. Scand. (Suppl.) *134* (1986) 29–32.
[6] Fanta, D.: Akne: klinische und experimentelle Grundlagen zur Hormontherapie. Springer, Wien–New York 1978.
[7] Flückiger, R.: Efficacy and Tolerance of a Miconazole – Benzoyl Peroxide Cream Combination versus a Benzoyl Peroxide Gel in the topical treatment of acne vulgaris. Dermatologica *177* (1988) 109–144.
[8] Gerny, H.: Erfahrungen aus einer Dermatologen-Praxis über eine neue externe komb. Behandl. d. Akne mit Benzoylperoxid und Erythomycin. Z. Hautkr. *59* (13) 888–893.
[9] Hartmann, A. A.: Sinn und Wirksamkeit von Syndet und Desinfektionsmitteln bei Acne vulgaris. Ärztl. Kosmetologie *18* (1988) 66–79.
[10] Kaiser, E.: Clinical experience with Diane 35, the antiandrogenic hormonal contraceptive currently with the lowest dose, in women manifesting slight to moderate androgenisation. Geburtsh. u. Frauenheilk. *46* (1986) 738–742.
[11] Meigel, W.: Aknetherapie mit Isotretinoin in der dermatol. Praxis. Eine multizentrische Phase IV Studie an 788 Patienten. Z. Hautkr. *63* (1) (1988) 15–22.
[12] Mullermann, M. F.: Oral Spironolactone; an effective treatment for acne vulgaris in women. Brit. J. Derm. *115* (1986) 227–232.
[13] Nürnberger, F.: Vergleich von Diane-35® mit Neo Eunomin aus dermatologischer Sicht. In: A. E. Schindler (Hrsg.): Antiandrogen-Östrogentherapie bei Androgenisierungserscheinungen, S. 205–214. W. de Gruyter, Berlin–New York 1988.
[14] Schmidt, J. B., J. Spona: Efficacy of topically Applied 17α Propylmesterolone in Acne Patients. Endocrinol. Exp. *21* (1987) 71–78.

Grundlagen der Antiandrogentherapie bei androgenbedingten Hauterscheinungen

F. Neumann

Bereits in den fünfziger Jahren gelang in Haarfettextrakten und im Hautfett der Nachweis von 17-Ketosteroiden [13, 16, 17]. Die Haut und Anhangsorgane der Haut verfügen über die komplette enzymatische Maschinerie, um aus biologisch schwach oder unwirksamen androgenen Prekursormolekülen hochpotente Androgene zu synthetisieren [14, 25]. Man kann diese Enzyme z. B. histochemisch nachweisen. Auch Rezeptoren für Androgene waren in Talgdrüsen nachweisbar [1, 7].

Im übrigen treten androgenbedingte Störungen der Haut nicht vor Eintritt der Pubertät auf (erhöhte Androgenproduktion auch bei Mädchen in dieser Phase) [67, 69], und Akne, Seborrhoe oder Alopezie wurden niemals bei Eunuchen oder Frühkastraten beobachtet [28, 29]. Es besteht also kein Zweifel, daß die Haut und Anhangsorgane der Haut zu den Zielorganen für Androgene gehören.

Allgemeine Ursachen von androgenbedingten Erkrankungen der Haut und Anhangsorganen der Haut [27, 36, 42]

Es kann vorliegen:

- eine erhöhte Androgenproduktion der Ovarien und/oder Nebennieren [3, 4, 5, 38, 39, 41, 77, 84, 85, 87, 92],
- eine erhöhte Ansprechbarkeit (Sensitivität) auf Androgene (z. B. höherer Rezeptorbesatz),
- eine erhöhte Enzymaktivität z. B. des Enzyms 5-alpha-Reduktase (vermehrte Bildung des biologisch wirksamsten Androgens Dihydrotestosteron) [23, 33, 41, 71, 90, 91],
- eine Erhöhung der nicht an Transportproteine gebundenen Androgene und somit erhöhte Bioverfügbarkeit der zirkulierenden Androgene (physiologischerweise sind 99% der Androgene an SHGB ((sex-hormone binding globulin)) gebunden) [83].

Akne und Seborrhoe

In der Ätiologie dieser Erkrankungen ist eine erhöhte Talgdrüsenfunktion von kausaler Bedeutung [68, 70, 78, 79, 80]. Die Verhornung des Infrainfundibulums und damit die Abflußstörung und Komedoneubildung kommt erst sekundär. Als letztes in dieser Kette erfolgt die Besiedelung der Komedonen mit dem Propionibacterium acnes und es kommt zur Inflammation. Es genügt also in der Regel, die Talgdrüsenfunktion zu drosseln. Alle folgenden Symptome treten dann ebenfalls nicht mehr auf.

Die Aussage von Kligman „sebum fuels the acne flame" ist sehr zutreffend. Tatsächlich ist der Lipidgehalt der Haut bei Aknepatienten höher als bei Gesunden [20]. Es besteht auch eine hochsignifikante Korrelation zwischen der Talgdrüsenaktivität einerseits und dem Schweregrad der Akne andererseits und zwar bei beiden Geschlechtern [10, 66, 88]. Da die Talgdrüsenfunktion androgenabhängig ist, bietet sich der Androgenentzug oder die Hemmung der androgenen Wirkung – ich komme darauf zurück – als therapeutisches Prinzip an.

Hirsutismus

Charakteristisch für den Hirsutismus ist das Wachstum von Terminalhaaren an den typisch männlichen Prädilektionsstellen, also z. B. im Kinnbereich, auf der Brust, dem Rücken und an den Oberschenkeln. Die Sexualbehaarung kann dem männlichen Verteilungsmuster entsprechen. Es gibt heute eine ganze Reihe von Untersuchungen, die zeigen, daß beim Hirsutismus – im Gegensatz zur Akne – in der Regel die Androgenproduktion erhöht ist [4, 5, 38, 39, 41, 77, 83, 85].

Erhöht ist auch die metabolische Clearance von Androgenen. Der Anteil der nicht an SHGB gebundenen Androgene ist verdoppelt von durchschnittlich 1% auf 2%, und das entspricht den Verhältnissen bei Männern [83]. Die Androgene entstammen den Ovarien und/oder Nebennieren, wobei den Androgenen ovariellen Ursprungs die größere Bedeutung zuzukommen scheint [35].

Es gibt neben dem sogenannten idiopathischen Hirsutismus eine ganze Reihe von endokrinen Störungen, die oft mit Hirsutismus vergesellschaftet sind. Dazu gehören:

- das PCO (Polyzystische Ovarien) oder Stein-Leventhal-Syndrom,
- das Galaktorrhoe-Amenorrhoe-Syndrom,
- das AGS (adrenogenitales Syndrom) und
- das Cushing-Syndrom.

Man muß auch daran denken, daß ein Hirsutismus iatrogen bedingt sein kann (z. B. durch Anabolika).

Bevor eine medikamentöse Therapie eingeleitet wird, muß ein Androgene produzierender Tumor diagnostisch ausgeschlossen werden. Meist ergibt sich dies schon aus der Anamnese: sehr rasche Entwicklung des Krankheitsbildes und extrem starker Virilismus. Die Androgenkonzentrationen liegen oft im Bereich derer von Männern. Das AGS wird man primär mit Glukokortikoiden behandeln und das Galaktorrhoe-Amenorrhoe-Syndrom primär mit Dopaminagonisten (Prolaktinhemmern).

Alopecia androgenetica

Interessant ist, daß sich hinsichtlich der Hormonabhängigkeit das Kopfhaar völlig anders verhält als das Terminalhaar. Während das Terminalhaar durch Androgene in seinem Wachstum stimuliert wird, haben Androgene am Kopfhaar den gegenteiligen Effekt. Wichtig in der Ätiologie der androgenetischen Alopezie ist, daß neben Androgenen noch eine genetische Disposition vorliegen muß. Die Alopezie von Frauen unterscheidet sich von der der Männer in der Regel dadurch, daß ein parietaler Haarsaum erhalten bleibt [92].

Therapie von Androgenisierungserscheinungen

Aus diesen Darlegungen läßt sich fast definitionsgemäß ableiten, daß Antiandrogene für die Therapie von Androgenisierungserscheinungen geeignet sein müssen.

Als uns 1962 mit dem Cyproteronacetat die Auffindung des ersten auch für die Klinik brauchbaren Antiandrogens gelungen war [56], haben wir natürlich auch an den therapeutischen Einsatz zur Behandlung von Androgenisierungserscheinungen gedacht.

Cyproteronacetat ist natürlich in erster Linie antiandrogen, es ist daneben aber auch ein recht starkes Gestagen und als solches antigonadotrop [47–55, 65, 75, 76]. Darauf wird später nochmals eingegangen. Gewisse glukokortikoide Wirkungen kommen nur in der Therapie der Pubertas praecox zum Tragen, wenn Dosen von mehr als 100 mg/m^2 verabfolgt werden. Bei Erwachsenen (Männern und Frauen) wurden auch bei Gabe einer extrem hohen Dosis von 200 mg/die nur ausnahmsweise Befunde erhoben, die auf eine geringfügig eingeschränkte Nebennierenrindenfunktion hindeuten könnten. Klinische Symptome einer sekundären Nebennierenrindeninsuffizienz wurden nie beobachtet.

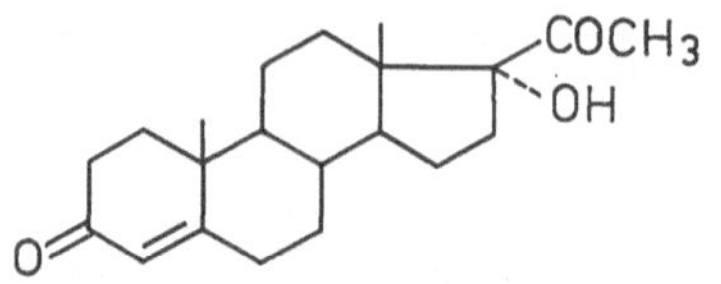

Hydroxyprogesterone

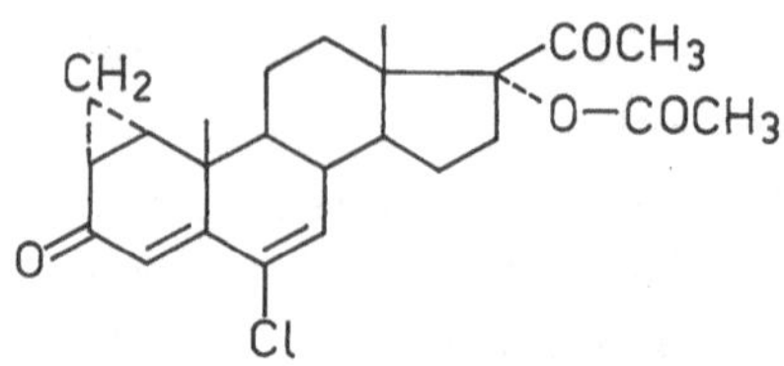

Cyproterone acetate

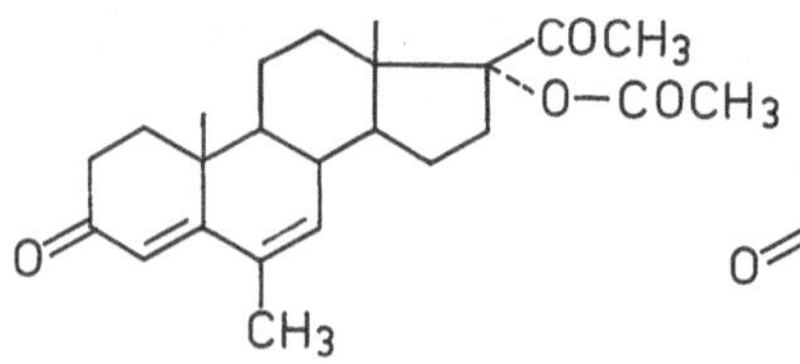

Megestrol acetate

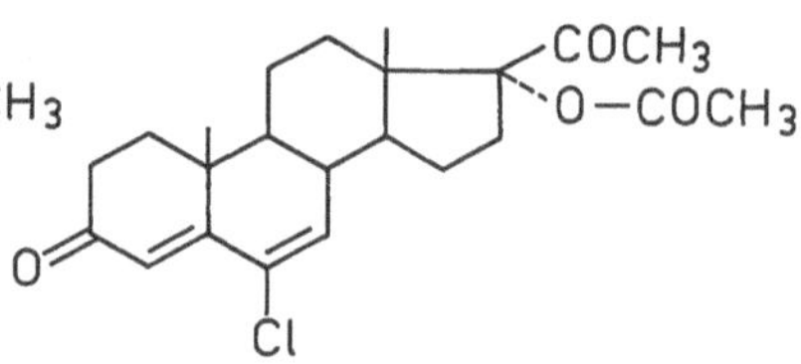

Chlormadinone acetate

Abb. 1 Strukturformel von Cyproteronacetat und einigen anderen Hydroxyprogesteronderivaten.

Abbildung 1 zeigt die Strukturformel dieses weltweit ersten Antiandrogens. Für die hier zu diskutierenden Indikationen ist die antiandrogene Partialwirkung am bedeutungsvollsten. Pharmakologisch betrachtet haben wir es mit einem kompetitiven Antagonismus zu tun. Der biochemisch molekularbiologische Wirkungsmechanismus besteht in einer Konkurrenz um Androgenrezeptoren. Das Antiandrogen paßt in das Schloß (Rezeptor); ohne aber zu schließen, versperrt es damit aber für den passenden Schlüssel (Androgen) den Weg [9, 19, 81, 82]. Abbildung 2a und b veranschaulichen den Wirkungsmechanismus von Androgenen und Antiandrogenen.

In zahlreichen pharmakologischen Modellen konnte gezeigt werden, daß durch dieses Antiandrogen – in entsprechend hohen Dosen verabfolgt – alle androgenabhängigen Organe und Funktionen gehemmt werden (siehe Tabelle 1). Bei männlichen Individuen entspricht der Effekt etwa auf die akzessorischen Geschlechtsdrüsen Prostata und Samenblase dem einer chirurgischen Kastration [52, 54, 55, 59, 63, 64].

Bei den hier zur Diskussion stehenden Indikationen steht die Hemmung der Talgdrüsenfunktion und Hemmung des Wachstums von Terminalhaaren respektive des Kopfhaarverlustes im Vordergrund. Für den Hirsutismus und die Alopezie gibt es keine experimentellen Modelle.

Der inhibitorische Effekt dieses Antiandrogens auf die Talgdrüsenfunktion konnte in zahlreichen pharmakologischen Modellen nachgewiesen werden. So besitzen Nagetiere im Genitalbereich der Reviermarkierung dienende Drüsen, die in ihrer Größe und Funktion androgenabhängig sind und im Sekretionsmodus

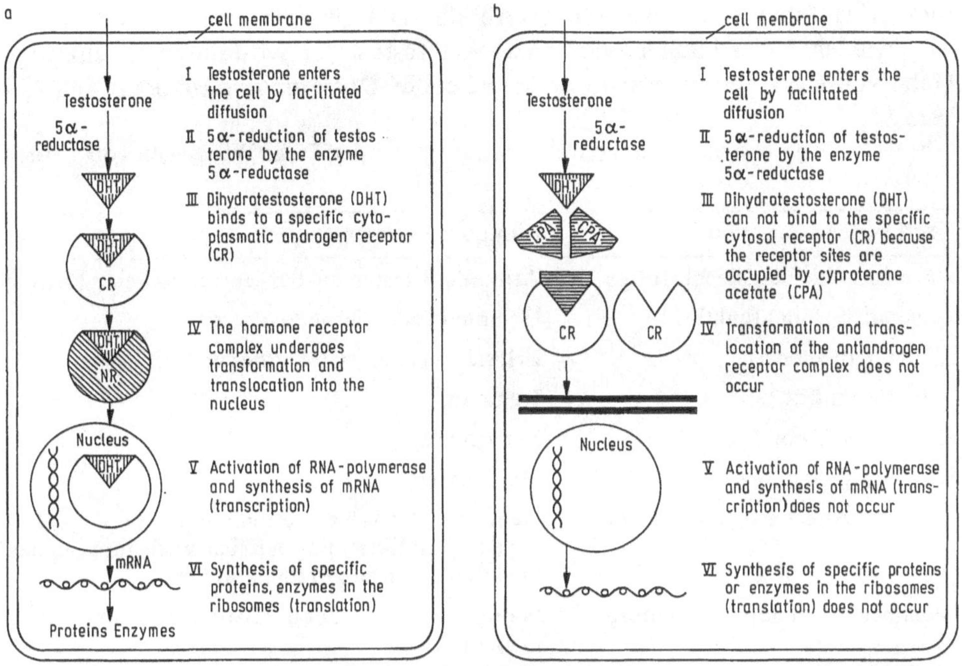

Abb. 2 Molekularer Wirkungsmechanismus von Androgenen (a) und Antiandrogenen (b).
I. Testosteron (T), das wichtigste männliche Sexualhormon, wird in die Zelle eingeschleust.
II. In der Zelle entsteht unter Einwirkung eines Enzyms (5-alpha-Reduktase) der Testosteronmetabolit Dihydrotestosteron (DHT).
III. Dihydrotestosteron wird an einen zytoplasmatischen Rezeptor gebunden (CR). Es entsteht der Dihydrotestosteronrezeptorkomplex.
IV. Der Hormonrezeptorkomplex erfährt eine Änderung seiner chemischen und physikalischen Eigenschaften. Er wird zum Nuklear- oder Kernrezeptor (NR). Der Dihydrotestosteronkernrezeptorkomplex wird in den Zellkern verlagert. Diesen Vorgang nennt man Translokation. Dort tritt der Hormonrezeptorkomplex in Interaktion mit dem Chromatin (Träger des Erbgutes).
V. Es wird ein Enzym aktiviert (Ribonukleinsäurepolymerase), das die Information der Erbsubstanz (Desoxyribonukleinsäure, DNS) in eine Ribonukleinsäure (RNS) überträgt. Diesen Vorgang nennt man Transkription. Da diese RNS als Bote die genetische Information vom Zellkern zu den „Eiweißfabriken“ im Zytoplasma überbringt, wird sie als Boten-RNS oder Messenger-RNS bezeichnet.
VI. An den „Eiweißfabriken“, den sogenannten Ribosomen, wird die Information der Messenger-RNS übersetzt. Man spricht bei diesem Vorgang von Translation. Die Synthese bestimmter Eiweißstoffe ist somit die eigentliche Hormonwirkung. Antiandrogene konkurrieren mit DHT um den zytoplasmatischen Rezeptor. Der Antiandrogenrezeptorkomplex kann nicht in den Zellkern transloziert werden.

(holokrin) Talgdrüsen entsprechen. Abbildung 3 gibt ein experimentelles Beispiel wieder. Der stimulierende Effekt von Testosteron wird durch gleichzeitige Gabe von Cyproteronacetat in entsprechender Dosierung vollständig aufgehoben.

Tabelle 1 Einige sexualspezifische und weniger sexualspezifische Wirkungen von Cyproteronacetat

Organsystem, Funktion	Einfluß des Antiandrogens
Akzessorische Geschlechtsdrüsen	Atrophie, Einstellung der sekretorischen Aktivität
Generative Hodenfunktion	Hemmung der Spermatogenese
Libido und Potenz	Erlöschen bei einigen Spezies und beim Mann
Pubertätseintritt	Hemmung
Längenwachstum	Verzögerung
Knochenreifung	Verzögerung
Haut und Anhangsorgane der Haut	Hemmung der Talgdrüsenfunktion, bei der Frau Hemmung des Haarwachstums an den typisch männlichen Prädilektionsstellen
Männliche Sexualdifferenzierung	Feminisierung, Pseudohermaphroditismus masculinus

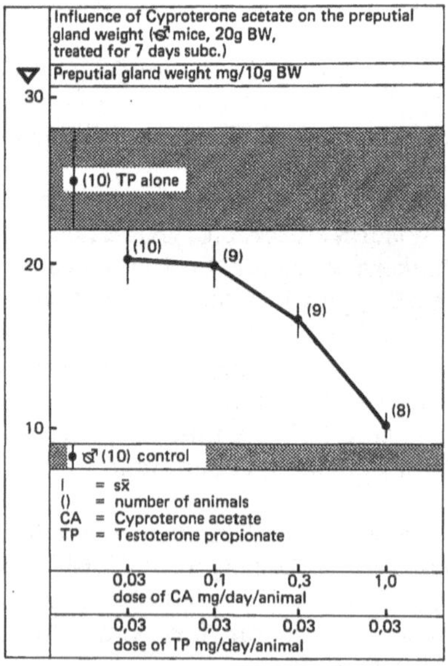

Abb. 3 Einfluß von Cyproteronacetat (siebentägige subkutane Verabreichung) auf das durch Testosteronpropionat stimulierte Präputialdrüsengewicht bei kastrierten männlichen Mäusen mit einem Körpergewicht von 20 g.

Tabelle 2 Quantitative Auswertung der Talgdrüsen in Rückenhautschnitten von Mäusen

Gruppe	n	Zahl der Talgdrüsen-alveolen/ 1 cm Haut	Zahl der Drüsen-zellen/ Alveole	Zelldurch-messer (µm)	Zellvolumen (μm^3)	Gesamtvolumen des Talgdrüsengewebes (μm^3/1 cm Haut)	% der Kontrolle
Intakte männliche Tiere							
1. Lösungsmittelkontrolle	8	19 ± 8 *(a)*	6,9 ± 0,9 *(e)*	15,3 ± 0,4 *(i)*	1866 ± 113 *(m)*	0,2622 ± 0,153 *(q)*	100 *(u)*
2. 1,0 mg/48 h/Tier i. m. Cyproteronacetat über 4 Wochen	7	9 ± 5,8 *(b)*	5,0 ± 0,6 *(f)*	11,5 ± 1,9 *(j)*	862 ± 431 *(n)*	0,0491 ± 0,00447 *(r)*	18,8 *(v)*
Kastrierte männliche Tiere							
3. 0,5 mg/48h/Tier i. m. Testosteronpropionat über 4 Wochen	8	57 ± 15,4 *(c)*	8,8 ± 1,2 *(g)*	15,8 ± 0,35 *(k)*	2065 ± 140 *(o)*	1,03 ± 0,307 *(s)*	391 *(w)*
4. 0,5 mg/48 h/Tier i. m. Testosteronpropionat + 1,0 mg/48 h/Tier i. m. Cyproteronacetat über 4 Wochen	6	25 ± 6,9 *(d)*	5,5 ± 0,83 *(h)*	13,8 ± 0,8 *(l)*	1390 ± 227 *(p)*	0,196 ± 0,071 *(t)*	75 *(x)*

Bereits in den 60er Jahren konnten wir den inhibitorischen Effekt dieses Antiandrogens auf die Talgdrüsenfunktion in einem Versuch an Mäusen nachweisen (siehe hierzu Tabelle 2 und Abb. 4).

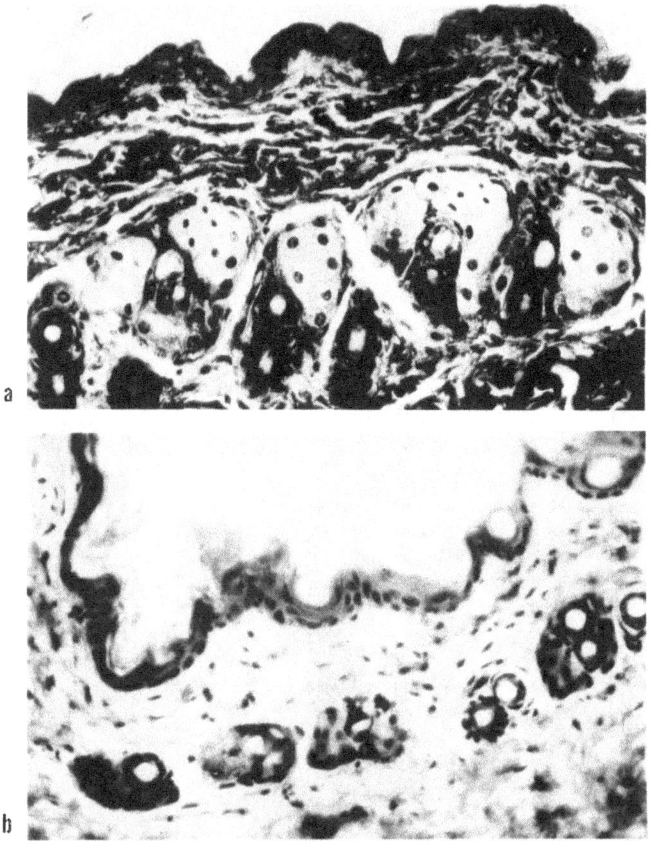

Abb. 4 Rückenhautschnitte von kastrierten männlichen Mäusen. a) Nach intramuskulärer Verabreichung von 0,5 mg/48h/Tier Testosteronpropionat über vier Wochen. b) Nach zusätzlicher Gabe von 1,0 mg/48h/Tier Cyproteronacetat über vier Wochen. Färbung: Mallory, Vergrößerung: 274x.

Cyproteronacetat hemmt die Sebozytenproliferation, wie in autoradiographischen Untersuchungen (Parameter war der H^3-Thymidineinbau) gezeigt werden konnte. Thymidin wird nur in sich teilende Zellen inkorporiert. Diese Zellen weisen dann Silberkörner auf. Man sieht in Abbildung 5b, daß unter Cyproteronacetat nur ganz wenige Sebozyten Silberkörner aufweisen. Auch sind die Talgdrüsen erheblich kleiner als bei den nur mit dem Androgen behandelten Kontrollen [40].

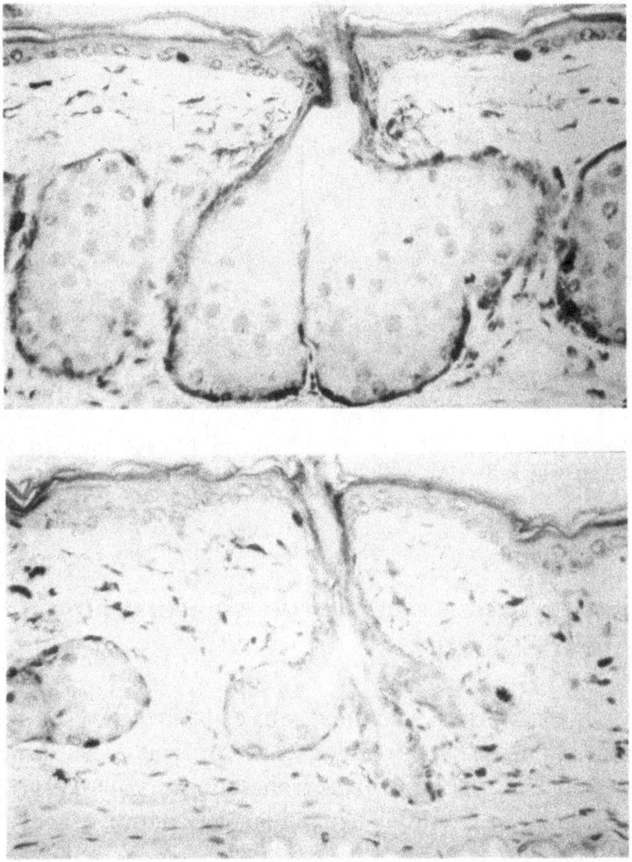

Abb. 5 Einfluß von Cyproteronacetat auf die Talgdrüsenfunktion (Hamster-Ohr-Modell) (von Luderschmidt und Plewig, 1976). a) Unbehandeltes männliches Tier, b) 0,25 ml einer 1%igen Cyproteronacetat-Lösung wurde 3x wöchentlich subkutan appliziert. Insgesamt erhielt das Tier 8 Injektionen. Man beachte die Reduktion der Talgdrüsen und die Abnahme markierter Zellen. Färbung: Hämatoxylin-Eosin, Vergrößerung: ca. 570x.

Die ausgeprägte Hemmung der Talgdrüsenfunktion bei Menschen wurde erstmals an Männern beobachtet, die zur Triebdämpfung mit Cyproteronacetat behandelt wurden [11], später mit besserer Technik auch in einer humanpharmakologischen Studie (siehe Abb. 6) an gesunden Männern. Bei Gabe einer Dosis von 100 mg oral kommt es innerhalb von 20 Tagen zu einer 60%igen Reduktion der Sebosekretion [86]. Schließlich konnte auch an Aknepatienten gezeigt werden, daß es unter Diane® zu einer Abnahme des Hautlipidgehaltes kommt.

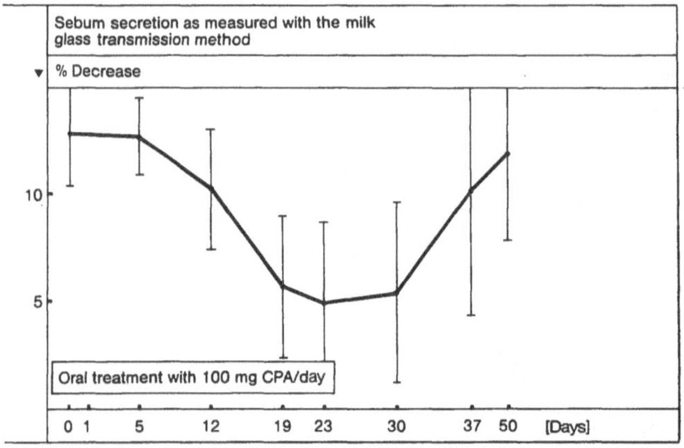

Abb. 6 Sebosekretionsrate junger Männer unter der Behandlung mit tgl. 100 mg Cyproteronacetat p.o. Die Sebosekretion wurde mittels Milchglastransmission gemessen.

Bedeutung des Wirkungsspektrums von Cyproteronacetat für die klinische Anwendung bei der Frau

Cyproteronacetat ist nicht nur ein starkes Antiandrogen, es besitzt darüber hinaus auch gestagene und somit antigonadotrope Eigenschaften. Weil diese Partialwirkungen für die Therapie von Androgenisierungserscheinungen von allergrößter Bedeutung sind – wenn nicht sogar essentiell –, soll hier kurz darauf eingegangen werden.

Cyproteronacetat gehört zu den stärksten Gestagenen unter den Hydroxyprogesteronderivaten [89]. Einige typische gestagene Eigenschaften sind in Tabelle 3 aufgelistet.

Die Transformationsdosis im Kaufmanntest beträgt 20 mg/Zyklus. Parameter ist hierbei die Transformation des Endometriums bei Kastratinnen oder Klimakterikerinnen, die zu einer Abbruchblutung führt (künstlicher Zyklus) (Abb. 7). Die Ovulationshemmdosis bei der Frau liegt bei 1 mg/die (Abb. 8).

Dieses Wirkungsspektrum (antiandrogen, gestagen, antigonadotrop) erwies sich als geradezu ideal, um ein Präparat zu entwickeln, das Aknetherapeutikum und Kontrazeptivum gleichermaßen ist (Diane®). Man kann auch anders formuliert sagen, daß es sich bei diesem Präparat um ein Kontrazeptivum handelt, das speziell für Frauen und Mädchen mit Hautproblemen geeignet ist.

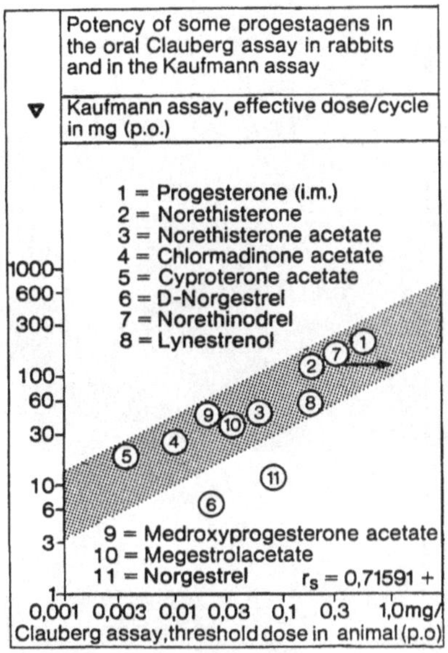

Abb. 7 Wirksamkeit verschiedener bekannter Gestagene im Kaufmanntest an Frauen resp. in einem vergleichbaren Test an Kaninchen. Parameter ist in beiden Modellen die Endometriumtransformation (Aufbau eines künstlichen Zyklus).

Tabelle 3 Gestagenwirkung von Cyproteronacetat

Gestagentest	Wirkung
Claubergtest (Kaninchen)	Endometriumtransformation
Claubergtest (Hund)	Endometriumtransformation
Schwangerschaftserhaltung an kastrierten Ratten	In Kombination mit Östrogenen schwangerschaftserhaltend
Verzögerung der Implantation (Ratte)	Die Implantation wird verzögert *(delayed nidation)*
Oxytocin-induzierter Abort (Kaninchen)	Aufhebung des durch Oxytocin-induzierten Abortes
Geburt (Ratte)	Hemmung der Geburt (Insensibilität der Uterusmuskulatur)
Antiöstrogene Wirkung in der Peripherie (z. B. Sialinsäuretest an der Maus, Mäuseuterustest)	Aufhebung von Östrogeneffekten an Vagina und Uterus
Befruchtungshemmtest am Kaninchen (Testung auf Beeinflussung des Zervixfaktors)	Hemmung der Befruchtung bei artifizieller vaginaler Insemination
Experimentell induzierter Daueröstrus bei Ratten	Unterbrechung des Daueröstrus

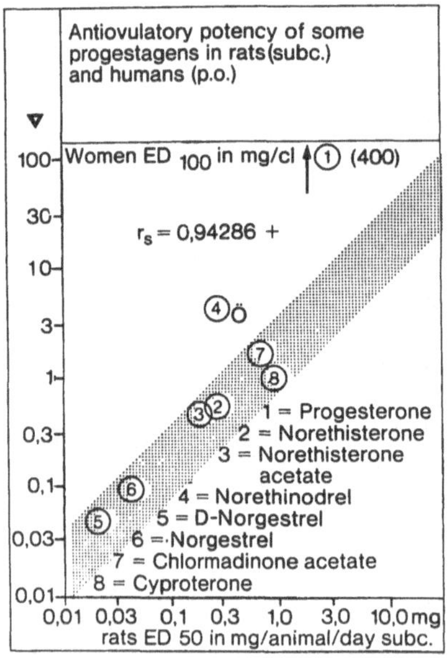

Abb. 8 Ovulationshemmdosis für verschiedene Gestagene bei der Frau (ED_{100} = 100% wirksame Dosis) und bei der Ratte (ED_{50} = bei 50% der Ratten wirksame Dosis).

Auf die Therapie von schweren Formen des Hirsutismus soll hier nicht näher eingegangen werden, weil hierbei sehr viel höhere Dosen nach einem ganz besonderen Schema verabfolgt werden müssen. Die Hirsutismustherapie sollte deshalb dem Gynäkologen resp. endokrinologischen Internisten vorbehalten bleiben. Der Interessierte sei aber auf einige Publikationen hierzu hingewiesen [2, 6, 8, 12, 15, 18, 21, 22, 24, 30–32, 34, 37, 43–45, 72–74].

Potentielles Risiko einer Feminisierung bei versehentlicher Einnahme von Cyproteronacetat-haltigen Präparaten in eine bestehende Schwangerschaft hinein [57, 58, 60–62]

Diese Frage taucht im Zusammenhang einer Antiandrogentherapie bei Frauen im fertilen Alter immer wieder auf. Wie groß ist das Feminisierungsrisiko, wenn die Akne- oder Hirsutismustherapie in eine bereits bestehende Schwangerschaft hinein erfolgt? Schwangerschaften treten unter der Therapie natürlich nicht auf, wenn keine Einnahmefehler vorliegen. Dazu zunächst etwas Grundsätzliches: Da einige wesentliche Schritte der männlichen Sexualdifferenzierung von Androgenen gesteuert werden, führt definitionsgemäß die Behandlung mit hohen Dosen eines Antiandrogens bei den männlichen Feten oder Neugeborenen zu einer ganz bestimmten Form der Intersexualität. Es handelt sich hierbei also um keine Nebenwirkung im engeren Sinne, denn sie hängt mit dem Wirkmechanismus selbst zusammen. Die Gynäkologen kennen diese Form der Intersexualität. Sie kommt nämlich spontan beim Menschen vor. Es handelt sich um die testikuläre Feminisierung, im anglo-amerikanischen Sprachraum spricht man auch von „hairless women“ (Abb. 9).

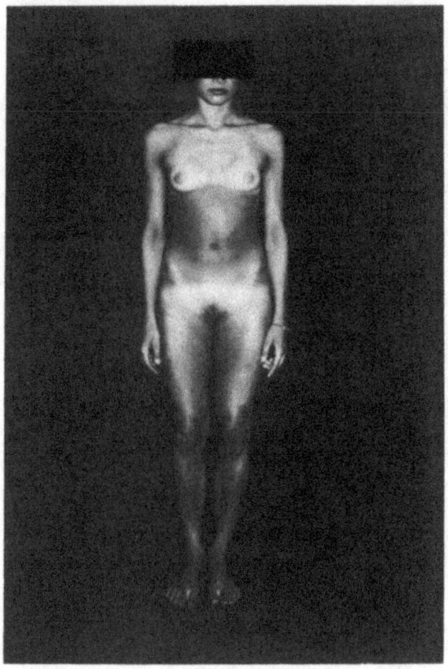

Abb. 9 Syndrom der testikulären Feminisierung. (Für diese Abbildung danke ich Herrn Prof. Breckwoldt, Universitäts-Frauenklinik, Freiburg). Es handelt sich um genetisch und gonadal männliche Individuen. Ihnen fehlen aber innere ableitende Geschlechtswege. Die Vagina endet blind. Im allgemeinen wird man auf das Vorliegen einer Intersexualität bei diesen Personen erst dann aufmerksam, wenn im Zuge der Pubertät Regelblutungen ausbleiben (Fehlen des Uterus). Selbstverständlich leben solche Personen als Frauen.

Wir wissen heute, daß bei diesen Frauen – es sind ja eigentlich gonadal chromosomal männliche Individuen – ein Androgen-Rezeptordefekt vorliegt, d. h., Androgene kommen nie zur Wirkung. Das gleiche ist der Fall, wenn Androgene durch ein Antiandrogen vom Rezeptor verdrängt werden, folglich resultiert die gleiche Form der Intersexualität. In Abbildung 10a und b ist schematisch dargestellt, welche Form der Intersexualität im extremsten Falle resultiert, wenn Androgene in der Phase der Differenzierung nicht zur Wirkung kommen. Es handelt sich um die Rekonstruktion von Hundefeten, basierend auf Serienschnitten.

Die Hodendifferenzierung ist ungestört, innere ableitende Geschlechtswege werden nicht angelegt – weder weibliche noch männliche. Es existiert keine Verbindung vom Hoden zur Körperoberfläche. Akzessorische Geschlechtsdrüsen werden nicht angelegt, das äußere Genitale erfährt eine weibliche Differenzierung –

einschließlich der Entwicklung einer Vagina. Selbstverständlich sind diese Veränderungen irreversibel.

Wie groß ist nun dieses Risiko der Feminisierung unter Berücksichtigung der angewandten Dosis? Wenn man, basierend auf Untersuchungen an Ratten, die therapeutische Breite von Diane® (2 mg) mit der therapeutischen Breite hinsicht-

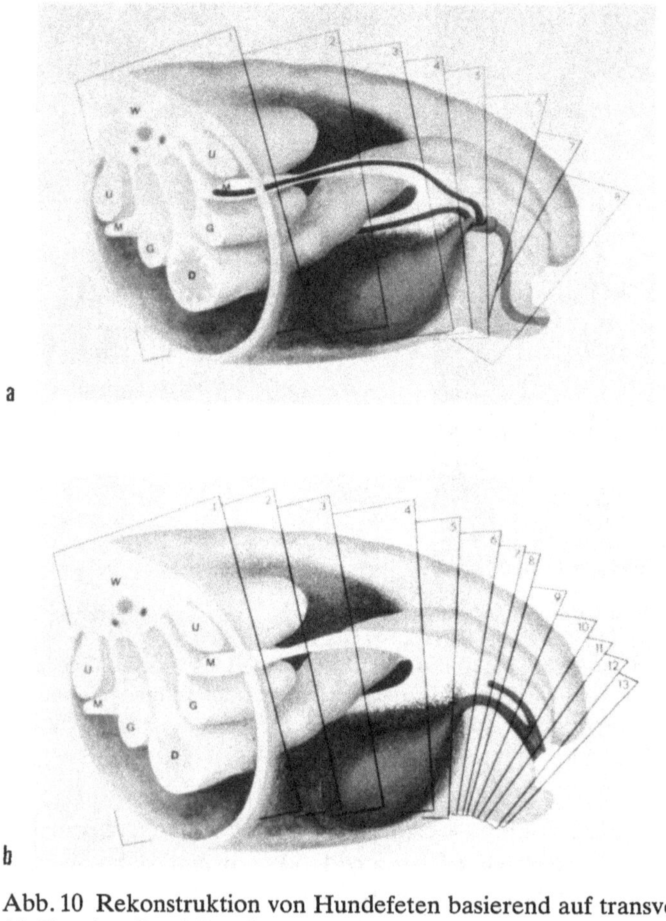

Abb. 10 Rekonstruktion von Hundefeten basierend auf transversalen Serienschnitten am 44. Tag der Gravidität (normale Tragezeit bei Hunden ca. 60 Tage).
a) Männliche Kontrolle: Die Hoden (G) sind zu diesem Zeitpunkt noch nicht deszendiert. Man erkennt im Mesogenitale (M) gelegen den Wolff'schen Gang (späterer Samenleiter), die Prostata am Blasenhals, die männliche Urethra und den männlichen Phallus.
W = Wirbelsäule
U = Urniere
D = Darm
b) Mutter von 23.–44. Tag mit tägl. 10 mg/kg Cyproteronacetat behandelt. Die Gonadendifferenzierung (Hoden) ist ungestört. Ableitende innere Geschlechtswege sind nicht angelegt (weder weibliche noch männliche), ebenso keine Prostata. Das äußere Genitale ist weiblich differenziert einschließlich einer blind endenden Vagina.

lich des Virilisierungsrisikos einiger anderer oraler Kontrazeptiva (Testosteronderivate als Gestagenkomponente) vergleicht, dann ergeben sich die in Tabelle 4 aufgeführten Werte. Diane® liegt also im Bereich anderer oraler Kontrazeptiva, und die therapeutische Breite ist mit ca. 100 extrem hoch.

Tabelle 4 Kalkulation des Feminisierungs- bzw. Virilisierungsrisikos oraler Kontrazeptiva beim Menschen

Wirkstoff	Handelspräparat	Umrechnung der Rattenfeten feminisierenden bzw. virilisierenden Dosis auf den Menschen (mg/50 kg Körpergewicht)	„Therapeutische Breite“ (bezogen auf die Gestagendosis/Dragée)
Norethisteronacetat	Anovlar®	≈ 200	≈ 50
Levonorgestrel	Neogynon®	≈ 60	≈ 240
Cyproteronacetat	Diane®	≈ 200	≈ 100

Tatsächlich überblicken wir nunmehr 20 ausgetragene Schwangerschaften (Knaben), in denen die Einnahme von Diane® über die ganze Phase der Sexualdifferenzierung erfolgte. Es wurden weder Anzeichen einer Feminisierung noch sonstige Mißbildungen beobachtet.

Schlußfolgerungen

Das Wirkungsspektrum von Cyproteronacetat (antiandrogen, gestagen, antigonadotrop) erlaubte die Entwicklung eines Präparates, das Kontrazeptivum und Therapeutikum gleichermaßen ist.

In Kombination mit Ethinylestradiol sind gute Zykluskontrolle und kontrazeptive Sicherheit gewährleistet. Nebenwirkungen und Kontraindikationen entsprechen denen anderer Kontrazeptiva.

Bei versehentlicher Einnahme von Diane® in eine bestehende Schwangerschaft hinein besteht kein Feminisierungsrisiko männlicher Feten.

Drei Zitate sollen abschließend die Bedeutung der Antiandrogentherapie bei androgenbedingten Hauterscheinungen unterstreichen:
„The masculine distribution of hair in a girl or woman is not only a cosmetic catastrophy, but is also a source of considerable anguish and emotional trauma“ [26].

„The low dose combined CPA/EE regimen is particularly suited for treatment and contraception in women with mild hirsutism, seborrhoea and acne“ [46].

„The introduction of CPA-containing drugs signifies a break-through in the hormonal treatment of hirsute women“ [46].

Literatur

[1] Adachi, K., S. Takayasu: The mechanisms of testosterone action of the sebaceous glands of the Syrian hamster. In: W. Montagna, E. J. van Scott, R. B. Stoughton (eds.): Advances in biology of skin, vol. XII, Pharmacology and the skin, pp. 381–401.

[2] Anderson, J. A. R.: An assessment of (1) cyproterone acetate and (2) ethinyl oestradiol and lynoestrenol (Minilyn) in the treatment of idiopathic hirsutism. Brit. J. Dermatol. *99* (1978) 545.

[3] Apostolakis, M., E. Ludwig, K. D. Voigt: Testosteron-, Östrogen- und Gonadotropinausscheidung bei diffuser weiblicher Alopecie. Klin. Wochenschr. *43* (1965) 9–15.

[4] Bardin, C. W., M. A. Kirschner: In: F. Sunderman, F. W. Sunderman (eds.): Laboratory diagnosis of endocrine diseases. H. Green, St. Louis 1971.

[5] Bardin, C. W., M. B. Lipsett: Testosterone and androstenedione blood production rates in normal women and women with idiopathic hirsutism of polycystic ovaries. J. Clin. Invest. (New Haven) *46* (1967) 891–902.

[6] Belisle, S., E. J. Love: Clinical efficacy and safety of cyproterone acetate in severe hirsutism: results of a multicentered Canadian study. Fertil. Steril. *46* (1986) 6.

[7] Bonne, C., J.-H. Saurat, M. Chirot et al.: Androgen receptor in human skin. Brit. J. Dermatol. *97* (1977) 501.

[8] Breckwoldt, M., R. Trolp, W. Braendle et al.: Antiandrogen oral contraceptives. In: A. A. Haspels, C. R. Kay (eds.): International Symposium on Hormonal Contraception, Utrecht 1977. Intern. congr. Ser. *441*, pp. 81–88. Excerpta Medica, Amsterdam – Oxford 1978.

[9] Brinkmann, A. O., L. M. Lindh, D. I. Breedveld et al.: Cyproterone acetate prevents translocation of the androgen receptor in the rat prostate. Mol. Cell. Endocrinol. *32* (1983) 117–129.

[10] Burton, J. L., S. Shuster: The relationship between seborrhea and acne vulgaris. Brit. J. Dermatol. *84* (1971) 600.

[11] Burton, J. L., U. Laschet, S. Shuster: Reduction of sebum excretion in man by the antiandrogen, cyproterone acetate. Brit. J. Dermatol. *89* (1973) 487–497.

[12] Carol, W., K. Kluge, E. Hempel et al.: Erfahrungen mit dem Antiandrogen Cyproteronacetat bei der Behandlung des Hirsutismus. Zbl. Gynäkol. *101* (1979) 497–501.

[13] Carrié, C., H. Ruhrmann: Über den Gehalt der Hautoberflächenlipoide an 17-Ketosteroiden. Hautarzt *6* (1955) 404–407.

[14] Cook, T. J., A. L. Lorincz: Anzymatic determination of hydroxysteroids in human skin surface lipids. J. Invest. Derm. *41* (1963) 265–268.

[15] Dewhurst, C. J., R. Underhill, S. Goldman et al.: The treatment of hirsutism with cyproterone acetate (an antiandrogen). Brit. J. Obstet. Gynecol. *84* (1977) 119–123.

[16] Dubovie, M. I.: The secretion of sex steroids in some skin diseases. Ukr. Biokhim. Zh. *26* (1954) 279–287.

[17] Dubovie, M. I.: Content of steroid hormones in the skin fat. Vestnik. Dermatolog. Venerol. *34* (1960) 10–19.

[18] Ekoe, J. M., P. Burckhardt, B. Ruedi: Treatment of hirsutism, acne and alopecia with cyproterone acetate. Dermatologica *160* (1980) 398–404.

[19] Fang, S., S. Liao: Antagonistic action of antiandrogens on the formation of a specific dihydrotestosterone-receptor protein complex in rat ventral prostate. Molec. Pharmacol. *5* (1969) 428–431.

[20] Fanta, D.: Akne. Klinische und Experimentelle Grundlagen zur Hormontherapie. Springer Verlag, Wien – New York 1978.

[21] Fraser, I. S., R. P. Shearman, J. K. Allen et al.: Cyproterone acetate and the treatment of hirsutism. Aust. NZ. J. Obstet. Gynaec. *23* (1983) 93–98.
[22] Frey, H., A. Aakvaag: The treatment of essential hirsutism in women with cyproterone acetate and ethinyl estradiol. Clinical and endocrine effects in 10 cases. Acta Obstet. Gynecol. Scand. *60* (1981) 295–300.
[23] Gallegos, A. J., D. L. Berliner: Transformation and conjugation of dehydroepiandrosterone by human skin. J. Clin. Endocrinol. *27* (1967) 1214.
[24] Garner, P. R., B. Chir, N. Poznanski: Treatment of severe hirsutism resulting from hyperandrogenism with the reverse sequential cyproterone acetate regimen. J. Reprod. Med. *29* (1984) 232–236.
[25] Gomez, E. C., P. Frost: Testosterone metabolism and androgenic effect. In: W. Montagna, E. J. van Scott, R. B. Stoughton (eds.): Advances in biology of skin, vol. XII, Pharmacology and the skin, pp. 367–379. Appleton Century Crofts, New York 1972.
[26] Greenblatt, R. B.: Idiopathic hirsutism. In: R. B. Greenblatt, V. B. Mahes, R. D. Gambrell (eds.): The cause and management of hirsutism – A practical approach to the control of unwanted hair, pp. 131–136. The Parthenon Publishing Group, Carnforth (UK) – New Jersey (USA) 1987.
[27] Greenblatt, R. B., V. B. Mahesh, R. D. Gambrell: The cause and management of hirsutism – A practical approach to the control of unwanted hair. The Parthenon Publishing Group, Carnforth (UK) – New Jersey (USA) 1987.
[28] Hamilton, J. B.: Male hormone substance – A prime factor in acne. J. Clin. Endocrin. *1* (1941) 570.
[29] Hamilton, J. B., G. E. Mestler: Low values for sebum in eunuchs and oophorectomized women. Proc. Soc. Exp. Biol. Med. *112* (1963) 374–378.
[30] Hammerstein, J.: Possibilities and limits of endocrine therapy. In: J. Hammerstein, U. Lachnit-Fixson, F. Neumann, G. Plewig (eds.): Androgenization in women – Acne, seborrhoe, androgenic alopecia and hirsutism, pp. 221–238. Excerpta Medica, Amsterdam – Oxford – Princeton 1980.
[31] Hammerstein, J.: Cyproterone acetate (the Europian experience). In: R. B. Greenblatt, V. B. Mahesh, R. D. Gambrell (eds.): The cause and management of hirsutism – A practical approach to the control of unwanted hair, pp. 147–159. The Parthenon Publishing Group, Carnforth (UK) – New Jersey (USA) 1987.
[32] Hammerstein, J., B. Cupceancu: Behandlung des Hirsutismus mit Cyproteronacetat. Dtsch. Med. Wochenschr. *94* (1969) 829–834.
[33] Hay, J. B., M. B. Hodgins: Metabolism of androgens by human skin in acne. Brit. J. Dermatol. *91* (1974).
[34] Holdaway, I. M., M. S. Croxson, H. K. Ibbertson et al.: Cyproterone acetate as initial treatment and maintenance therapy for hirsutism. Acta Endocrinol. *109* (1985) 522–529.
[35] James, V. H. T., A. Goodall: Androgen production in women. In: S. L. Jeffcoate (ed.): Androgens and antiandrogens therapy, pp. 23–40. John Wiley & Sons, Chichester – New York – Brisbane – Toronto – Singapore 1982.
[36] Jeffcoate, S. L.: Androgens and anti-androgen therapy, vol. 1, John Wiley & Sons, Chichester – New York – Brisbane – Toronto – Singapore 1982.
[37] Jones, K. R., M. Katz, C. Kreyzer et al.: Effect of cyproterone acetate on rate of hair growth in hirsuite females. Brit. J. Dermatol. *105* (1981) 685–692.
[38] Kirschner, M. A., C. W. Bardin: Androgen production and metabolism in normal and virilized women. Metabolism *21* (1972) 667–688.
[39] Kirschner, M. A., S. Sinahamahapatra, I. R. Zucker et al.: The production, origin

and role of dehydroepiandrosterone and delta-5-androstendiol as androgen prehormones in hirsuite women. J. Clin. Endocrinol. Metab. *37* (1973) 183–189.
[40] Luderschmidt, Ch., G. Plewig: Clinical and experimental parameters in dermatology for studying the efficacy of sex hormones. In: J. Hammerstein, U. Lachnit-Fixson, F. Neumann, G. Plewig (eds.): Androgenization in women, pp. 193–208. Excerpta Medica, Amsterdam – Oxford – Princetown (1980).
[41] Mauvais-Jarvis, P., G. Charransol, F. Bobas-Masson: Simultaneous determination of urinary androstenediol and testosterone as an evaluation of human androgenicity. J. Clin. Endocrinol. Metab. *36* (1973) 452–459.
[42] Mauvais-Jarvis, P., F. Kuttenn, I. Mowszowicz: Hirsutism. Monographs on Endocrinology, vol. 19. Springer Verlag, Berlin 1981.
[43] Molinatti, G. M., M. Messina, C. Manieri et al.: Current approaches to the treatment of virilizing syndromes. In: G. M. Molinatti, L. Martini, V. H. T. James (eds.): Androgenization in women, pp. 179–193. Raven Press, New York 1983.
[44] Moltz, L., F. Haase, U. Schwartz et al.: Die Behandlung androgenisierter Frauen mit intramuskulär applizierbarem Cyproteronacetat. Geburtshilfe Frauenheilkd. *43* (1981) 281–287.
[45] Moltz, L., U. Schwartz, J. Hammerstein: Die klinische Anwendung von Antiandrogenen bei der Frau. Gynäkologie *13* (1980) 1–17.
[46] Moltz, L., U. Schwartz, J. Hammerstein: Management of cutaneous virilism with cyproterone acetate. In: S. L. Jeffcoate (ed.): Androgens and anti-androgen therapy, pp. 113–143. John Wiley & Sons, Chicester – New York – Brisbane – Toronto – Singapore 1982.
[47] Neumann, F.: Pharmacology and potential use of cyproterone acetate – A review. Horm. Metab. Res. *9* (1977) 1–13.
[48] Neumann, F.: Chemie, Biochemie und pharmakologische Grundlagen der Antiandrogene. Deutsches Ärzteblatt – Ärztliche Mitteilungen *75(28)* (1978) 1633–1640.
[49] Neumann, F.: Klinik der Antiandrogene. Deutsches Ärzteblatt – Ärztliche Mitteilungen *75(29)* (1978) 1691–1699.
[50] Neumann, F.: Antiandrogene – Grundlagen und experimentelle Befunde an der Haut. In: C. E. Orfanos (Hrsg.): Haar- und Haarkrankheiten, S. 961–1009. Gustav Fischer Verlag, Stuttgart – New York 1979.
[51] Neumann, F.: Pharmacology and clinical use of anti-androgens: A short review. Irish J. Med. Science *151(3)* (1982) 61–70.
[52] Neumann, F.: Pharmacology of antiandrogens. In: G. Molinatti, L. Martini, V. H. T. James (eds.): Androgenization in women, pp. 155–178. Raven Press, New York (1983).
[53] Neumann, F.: Pharmacological basis for clinical use of antiandrogens. J. Ster. Biochem. *19(1)* (1983) 391–402.
[54] Neumann, F.: Pharmacology and clinical uses of cyproterone acetate. In: B. J. A. Furr, A. Wakeling (eds.): Pharmacology and clinical uses of inhibitors of hormone secretion and action, chapt. 7, p. 132. Baillière Tindall, London – Philadelphia – Toronto 1987.
[55] Neumann, F.: Pharmacological aspects of cyproterone acetate. In: A. E. Schindler (ed.): Antiandrogen-estrogen therapy for signs of androgenization, pp. 23–40. Walter de Gruyter, Berlin – New York 1987.
[56] Neumann, F., H. Hamada: Intrauterine Feminisierung männlicher Rattenfeten durch das stark gestagen wirksame 6-chlor-delta6-1.2-methylen-17alpha-hydroxyprogesteronacetat. 10. Symposium der Deutschen Gesellschaft für Endokrinologie, Wien

1963 ‚Schilddrüsenhormone und Körperperipherie, Regulation der Schilddrüsenfunktion', S. 301–304. Springer Verlag Berlin – Göttingen – Heidelberg 1964.

[57] Neumann, F., B. Schenck: Antiandrogens: Basic concepts and clinical trials. In: G. R. Cunningham, W.-B. Schill, E. S. E. Hafez (eds.): Regulation of male fertility, pp. 93–104. Martinus Nijhoff Publishers. The Hague – Boston – London 1980.

[58] Neumann, F., H. Steinbeck: Antiandrogens. In: O. Eichler, A. Farah, H. Herken, A. D. Welch (eds.): Handbook of Experimental Pharmacology, pp. 235–484. Springer Verlag, Berlin – Heidelberg – New York 1974.

[59] Neumann, F., M. Töpert: Pharmacology of antiandrogens. J. Ster. Biochem. *21(5B)* (1986) 885–895.

[60] Neumann, F., R. von Berswordt-Wallrabe, W. Elger: Aspects of androgen-dependent events as studied by antiandrogens. Rec. Progr. Horm. Res. *26* (1970) 337–410.

[61] Neumann, F., W. Elger, H. Steinbeck: Drug-induced intersexuality in mammals. Annual Conference of the Society for the Study of Fertility, Newcastle, 1968. J. Reprod. Fertil. Suppl. *7* (1969) 9–24.

[62] Neumann, F., W. Elger, H. Steinbeck: Antiandrogens and reproductive development. Philosophical Transactions of the Royal Society of London, *Series B 259* (1970) 179–184.

[63] Neumann, F., M. Hümpel, Th. Senge et al.: Cyproterone acetate – biochemical and biological basis for treatment of prostatic cancer. In: G. H. Jacobi, R. F. Hohenfellner (eds.): Prostate cancer. Book series International perspectives in urology, pp. 269–302. Williams & Wilkins Co., Baltimore/USA 1982.

[64] Neumann, F., A. Schleusener, M. Albring: Pharmacology of antiandrogens. In: J. Hammerstein, U. Lachnit-Fixson, F. Neumann, G. Plewig (eds.): Androgenization in women – acne, seborrhoe, androgenetic alopecia and hirsutism. Lectures and discussions of a symposium, Berlin 1979, pp. 147–192. Excerpta Medica, Amsterdam – Oxford – Princeton 1979.

[65] Neumann, F., A. Schleusener, M. Hümpel: Antiandrogene. Pharmakologische Grundlagen. Gynäkologie *12* (1979) 228–242.

[66] Plewig, G.: Acne vulgaris: proliferation cells in sebaceous glands. Brit. J. Dermatol. *90* (1974) 623.

[67] Pochi, P. E., J. S. Strauss: Endocrinologic control of the development and activity of the human sebaceous glands. J. Invest. Dermatol. *62* (1974) 191.

[68] Pochi, P. E., J. S. Strauss, H. Mescon: Sebum secretion and urinary fractional 17-ketosteroid and total 17-hydroxycorticoid excretion in male castrates. J. Invest. Dermatol. *39* (1962) 475–483.

[69] Pochi, P. E., J. S. Strauss, D. T. Downing: Skin surface lipid composition, acne. Pubertal development and urinary excretion of testosterone and 17-ketosteroids in children. J. Invest. Dermatol. *69* (1977) 485.

[70) Rony, H. R., S. J. Zakon: Effect of androgen on the sebaceous glands of human skin. Arch. Dermatol. Syphilol. *48* (1943) 601–604.

[71] Sansone, G., R. M. Reisner: Differential rates of conversion of testosterone to dihydrotestosterone in acne and in normal human skin – possible pathogenic factor in acne. J. Invest. Dermatol. *56* (1971) 366–372.

[72] Sawers, R. S., V. A. Randall, M. J. Iqbal: Studies on the clinical and endocrine effect of anti-androgens. In: S. L. Jeffcoate (ed.): Androgens and anti-androgen therapy, pp. 145–168. John Wiley & Sons, Chichester – New York – Brisbane – Toronto – Singapore 1982.

[73] Schindler, A. E.: Antiandrogen therapy for signs of androgenization – An overview.

In: A. E. Schindler (ed.): Antiandrogen-estrogen therapy for signs of androgenization, pp. 15–20. Walter de Gruyter, Berlin – New York 1987.

[74] Schindler, A. E., K. Mangold, E. Friedrich et al.: Therapy of androgenetic symptomatology with cyproterone acetate and ethinyl estrandiol. Arch. Gynäk. *225* (1978) 103–107.

[75] Schleusener, A., M. Albring, F. Neumann: Pharmacology of old and new antiandrogens. In: S. L. Jeffcoate (ed.): Androgens and anti-androgen therapy, chapt. 4, pp. 71–93. John Wiley & Sons, Chichester – New York – Brisbane – Toronto – Singapore 1982.

[76] Shapiro, B. H., A. S. Goldman, H. F. Steinbeck et al.: Is feminine differentiation of the brain hormonally determined? Experientia *32* (1976) 650–651.

[77] Stahl, N. L., C. R. Teeslink, G. Beauchamps et al.: Serum testosterone levels in hirsute women: a comparison of adrenal ovarian and peripheral vein values. Obstet. Gynecol. (New York) *41* (1973) 650–654.

[78] Strauss, J. S., P. E. Pochi: The quantitative gravimetric determination of sebum production. J. Invest. Dermatol. *36* (1961) 293–298.

[79] Strauss, J. S., P. E. Pochi: The hormonal control of sebaceous glands. In: W. Montagna, R. A. Ellis, A. F. Silver (eds.): Advances in biology of skin, vol. 4, pp. 220–254. Pergamon Press, Oxford 1963.

[80] Strauss, J. S., A. M. Klingman, P. E. Pochi: The effect of androgens and estrogens on human sebaceous glands. J. Invest. Dermatol. *39* (1962) 139–155.

[81] Tezon, J. G., M. H. Vazquez, J. A. Blaquier: Androgen-controlled subcellular distribution of its receptor in the rat epididymis: 5alpha-dihydrotestosterone-induced translocation is blocked by antiandrogens. Endocrinology *111* (1982) 2039–2045.

[82] Töpert, M., I. Zabel, M. Ziegler: Thin layer gel filtration as a method for routine steroid receptor binding studies. Analyt. Biochem. *62* (1974) 514–522.

[83] Vermeulen, A.: Transport and distribution of androgens at different ages. International Symposium on androgenes and antiandrogens, Milan 1976.

[84] Vermeulen, A., T. Stoica, L. Verdonck: The apparent free testosterone concentration, an index of androgenicity. J. Clin. Endocrinol. Metab. *33* (1971) 759–767.

[85] Weinheimer, B., G. W. Oertel, W. Leppla et al.: Plasma steroid concentrations of adrenal venous blood from women with and without hirsutism. In: A. Vermeulen (ed.): Androgens in normal and pathological conditions, pp. 36–41. Excerpta Medica, Amsterdam 1966.

[86] Wendt, H., R. Hümmelinck: The effect of cyproterone acetate on some endocrinological parameters. In: J. Hammerstein, U. Lachnit-Fixson, F. Neumann, G. Plewig (eds.): Androgenization in women – acne, seborrhoe, androgenetic alopecia and hirsutism. Lectures and discussions of a symposium, Berlin 1979, pp. 259–265. Excerpta Medica, Amsterdam – Oxford – Princeton 1979.

[87] Werder, K. von, H. Ettinger, G. C. Thenaers et al.: Plasma testosterone in hirsute women: Diagnostic significance of stimulation-suppression tests. Acta Endocrinol – (Copenhagen) *Suppl. 152* (1971) 16.

[88] Wheatley, V. R.: Sebum lipogenesis and acne. Cutis *17* (1976) 475.

[89] Wiechert, R., F. Neumann: Gestagene Wirksamkeit von 1-Methyl- und 1,2-Alphamethylen-steroiden. Arzneimittelforsch. *15* (1965) 3–16.

[90] Wilson, J. D., J. D. Walker: The conversion of testosterone to 5-androstan-17β-ol-3-one (dihydrotestosterone) by skin slices of man. J. Clin. Invest. *48* (1969) 371.

[91] Wotiz, H. H., H. Mescon, H. Doppel et al.: The in vitro metabolism of testosterone by human skin. J. Invest. Dermatol. *26* (1956) 113.

[92] Zaun, H.: Hirsutism and androgenetic alopecia. Clinical and diagnostic aspects. In:

J. Hammerstein, U. Lachnit-Fixson, F. Neumann, G. Plewig (eds.): Androgenization in women – acne, seborrhoe, androgenic alopecia and hirsutism, pp. 86–992. Excerpta Medica, Amsterdam – Oxford – Princeton 1980.

Klinische Prüfungen mit Diane®-35

F. Nürnberger

Diane®-35 versus Diane®

Diane® und Diane®-35 enthalten als Gestagen das Antiandrogen Cyproteronacetat in einer Dosierung von 2 mg pro Dragée; sie unterscheiden sich lediglich in ihrer Östrogendosierung (0,05 mg bzw. 0,035 mg Ethinylestradiol pro Dragée).

In einer randomisierten Doppelblindstudie zum Vergleich von Diane®-35 gegen Diane® wurden 425 Frauen in Deutschland, Österreich, England, Frankreich, Dänemark, Holland, Italien und in der Schweiz, die an leichter bis mittelschwerer Akne, Seborrhoe und leichtem Hirsutismus litten, 9 Monate lang mit diesen Präparaten behandelt [1]. 207 Frauen erhielten Diane® über 1555 Zyklen und 218 Frauen Diane®-35 über 1695 Zyklen.

Das Ergebnis war, daß sich die beiden Präparate bezüglich ihrer Therapieeffekte nicht wesentlich voneinander unterschieden. In Fällen von Gesichtsakne und Seborrhoe wies Diane®-35 einen schneller einsetzenden Therapieeffekt auf (nach dem 3. Zyklus: Diane®-35: 51,9%, Diane®: 41,7%). Nach dem 9. Zyklus waren die Ergebnisse im wesentlichen gleich (Diane®-35: 91,5%, Diane®: 89,6% Abheilung). Auch eine vermehrte Gesichtsbehaarung hatte sich im 9. Zyklus bei Diane®-35 in 44,4% und bei Diane® in 48,8% völlig zurückgebildet.

Dem Östrogenanteil zugeschriebene Nebenwirkungen wie Brustspannungen, Ödeme, Gewichtszunahme (über 2 kg), Erbrechen, Chloasma und Varizenbeschwerden wurden unter Diane®-35 seltener beobachtet als unter Diane®. Die Zykluskontrolle war unter beiden Präparaten stabil, auch kam es zu keiner Schwangerschaft während der Studie.

Diane®-35 versus Neo-Eunomin®

In einer weiteren vergleichenden randomisierten, multizentrischen Doppelblindstudie an einer Universitäts-Hautpoliklinik und in 6 dermatologischen Privatpraxen in Berlin (West) haben wir an 73 Frauen im Alter von 16–35 Jahren (siehe Tabelle 1 und 2) mit milder bis schwerer Acne vulgaris Diane®-35 mit dem ebenfalls antiandrogen wirksamen Zweiphasenpräparat Neo-Eunomin® vergli-

Tabelle 1 Anzahl und Verteilung der Patientinnen

	insgesamt	mit BPO-Behandlung	ohne BPO-Behandlung
Diane®-35	36	26	10
Neo-Eunomin®	37	27	10

Tabelle 2 Altersverteilung der Patientinnen

	< 18	18–24	25–34 Jahre
Diane®-35	13,9% (n = 5)	52,8% (n = 19)	33,3% (n = 12)
Neo-Eunomin®	5,3% (n = 2)	73,7% (n = 28)	21,1% (n = 8)

chen. 11 Filmtabletten Neo-Eunomin® enthalten 1 mg Chlormadinonacetat kombiniert mit 50 µg Ethinylestradiol, und weitere 11 Filmtabletten enthalten 2 mg Chlormadinonacetat in Kombination mit 50 µg Ethinylestradiol. Kontraindikationen für eine Hormonbehandlung wurden vorher ausgeschlossen. Alle Patientinnen gaben ihr Einverständnis, nachdem sie informiert worden waren. 36 Frauen wurden mit Diane®-35 und 37 Frauen mit Neo-Eunomin® über 6 Menstruationszyklen behandelt. Während der ersten 3 Zyklen war eine Lokalbehandlung mit Benzoylperoxid (BPO) erlaubt, falls erforderlich (Tabelle 1). Die klinischen Merkmale der Akne (Komedonen, Papeln, Pusteln, Knoten und Zysten) wurden vor Beginn der Studie sowie nach 3 und 6 Zyklen gezählt und fotografiert. Auch wurden Körpergewicht, Blutdruck, Anzahl der Haarwäschen und Begleiterscheinungen aufgezeichnet (Tabelle 3). Vorläufige Ergebnisse bei 50 Patientinnen wurden bereits publiziert [2].

Tabelle 3 Parameter

- Klinische Merkmale der Akne
  - Komedonen
  - Papeln
  - Pusteln
  - Knoten
  - Zysten
- Anzahl der Haarwäschen
- Körpergewicht
- Blutdruck
- Nebenwirkungen

Ergebnisse

Tabelle 4 zeigt die Gesamtzahl der Aknеläsionen im Gesicht nach 3 und 6 Zyklen nach Behandlungsbeginn mit Diane®-35 und Neo-Eunomin® bei den Patientinnen, die während der ersten 3 Zyklen keine zusätzliche Benzoylperoxidtherapie eingesetzt hatten. Trotz der geringen Patientenzahl ist eine deutliche Reduktion aller Gesichtsläsionen nach bereits 3 Behandlungszyklen bei beiden Präparaten bemerkbar. Der Rückgang unter Diane®-35 war jedoch deutlicher (68%) als unter Neo-Eunomin® (45%). Die Rückbildung der Akneläsionen im Gesicht setzte sich während der ganzen 6monatigen Behandlung kontinuierlich fort und betrug am Ende der Studie bei Diane®-35 92% und bei Neo-Eunomin® 72%.

Tabelle 4 Gesamtzahl der Akneläsionen im Gesicht ohne BPO-Behandlung

	Median der Reduktion in %	
	Zyklus 3	Zyklus 6
Diane®-35	68 (n = 10)	92 (n = 10)
Neo-Eunomin®	45 (n = 9)	72 (n = 6)

Eine zusätzliche Therapie mit Benzoylperoxid während der ersten 3 Zyklen schien aber keinen bemerkenswerten Vorteil gegenüber der alleinigen Anwendung von Diane®-35 oder Neo-Eunomin® zu haben.

Tabelle 5 zeigt, daß während der ersten 3 Zyklen eine merkliche Abnahme der Akneläsionen stattfand, die unter Diane®-35 ausgeprägter war. Die Reduktion der Akneläsionen setzte sich während der nächsten 3 Zyklen fort, allerdings nicht so schnell wie während der ersten Zeit.

Tabelle 5 Gesamtzahl der Akneläsionen im Gesicht mit BPO-Behandlung

	Median der Reduktion in %	
	Zyklus 3	Zyklus 6
Diane®-35	56 (n = 25)	87 (n = 24)
Neo-Eunomin®	51 (n = 26)	75 (n = 24)

Die Gesamtbeurteilung durch die Untersucher bei der alleinigen Therapie mit Diane®-35 oder Neo-Eunomin® ergab, daß Diane®-35 sehr wirksam und besser als Neo-Eunomin® für die Behandlung der Acne vulgaris war.

Als weitere Ergebnisse können festgehalten werden:

Körpergewicht: Das Körpergewicht blieb unter beiden Präparaten im wesentlichen unverändert (Tabelle 6).

Blutdruck: Der Blutdruck war nicht beeinflußt (Abb. 1–4).

Haarwäschen: Die Zahl der Haarwäschen, die mehr durch Gewohnheit als durch Notwendigkeit beeinflußt zu sein schien, blieb unverändert.

Tabelle 6 Körpergewicht

	Vorher	3. Zyklus	6. Zyklus
Diane®-35	63,1 kg (n = 36)	62,7 kg (n = 34)	62,7 kg (n = 32)
Neo-Eunomin®	60,6 kg (n = 38)	61,2 kg (n = 35)	60,2 kg (n = 28)

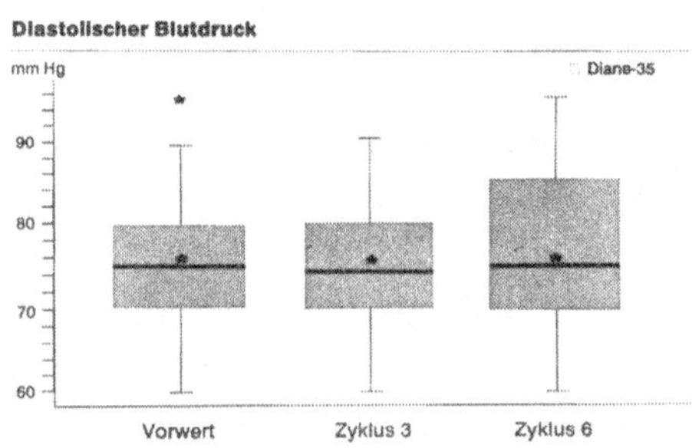

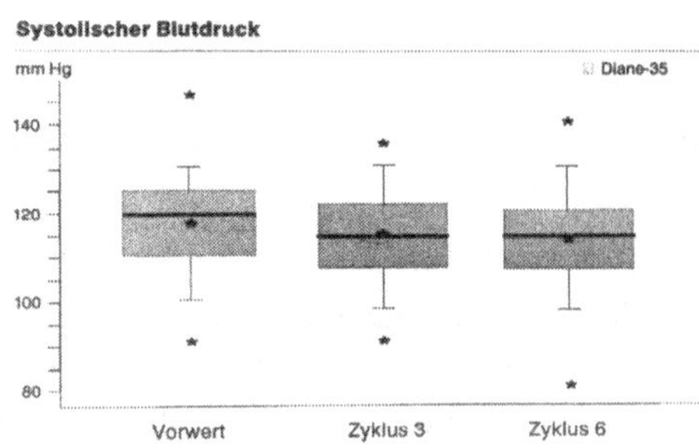

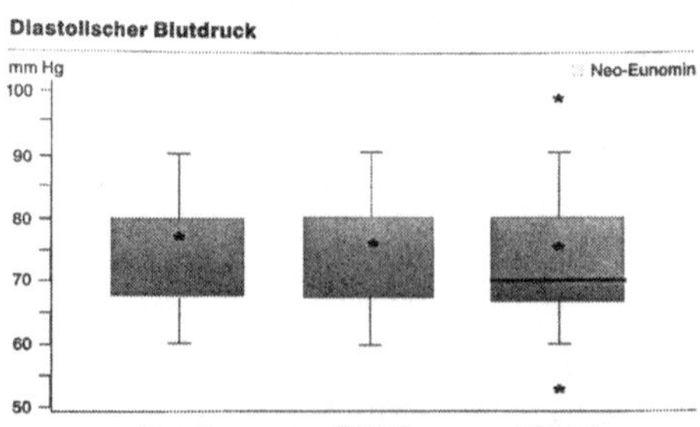

Abb. 3 Neo-Eunomin®: diastol. Blutdruck

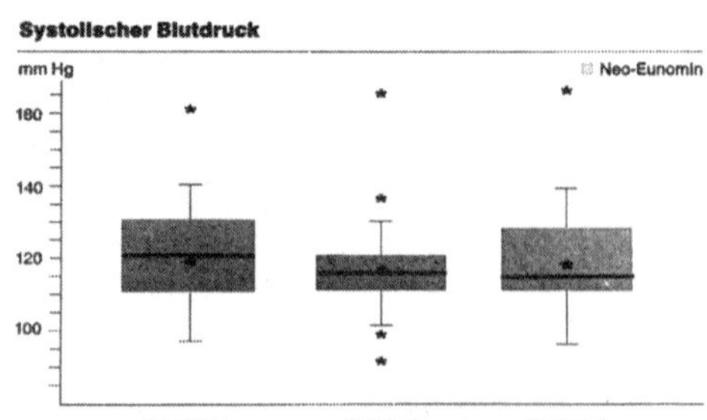

Abb. 4 Neo-Eunomin®: systol. Blutdruck

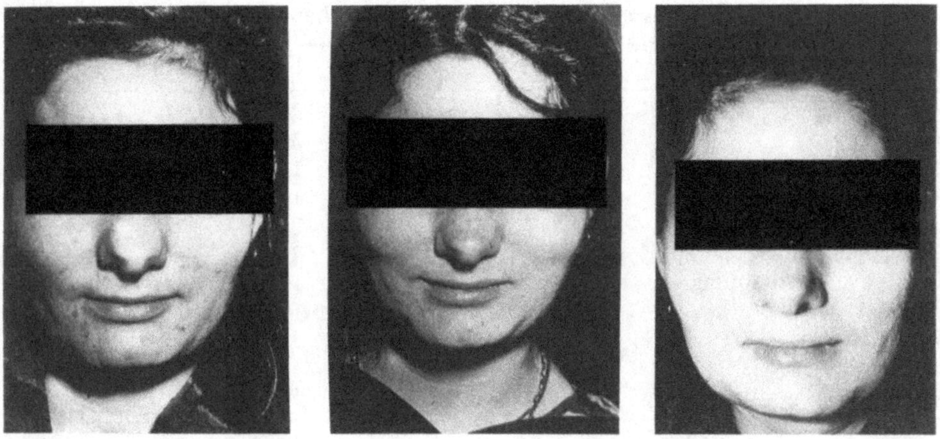

Abb. 5 Eine 26jährige Patientin vor (5a), nach 3 (5b) und nach 6 Zyklen (5c) unter der Behandlung mit Diane®-35.

Die Abb. 5a–c zeigen eine 26jährige Patientin vor, nach 3 und 6 Zyklen der Behandlung mit Diane®-35.

Begleiterscheinungen

Brustspannen, Schwindel, Nervosität, Depressionen und Kopfschmerzen waren in beiden Gruppen tolerabel (Tabelle 7). Sie waren aber unter Neo-Eunomin® häufiger vorhanden und sind wahrscheinlich auf den höheren Östrogengehalt zurückzuführen.

Tabelle 7 Begleiterscheinungen

	Diane®-35			Neo-Eunomin®		
	Vorher	3. Zyklus	6. Zyklus	Vorher	3. Zyklus	6. Zyklus
Brustspannen	3 (8,3%)	4 (11,1%)	0	3 (7,9%)	6 (15,8%)	5 (13,2%)
Schwindel	4 (11,1%)	0	1 (2,8%)	1 (2,6%)	2 (5,3%)	1 (2,6%)
Nervosität	8 (22,2%)	3 (8,3%)	3 (8,3%)	2 (5,3%)	5 (13,2%)	2 (5,3%)
Depressionen	1 (2,8%)	0	1 (2,8%)	2 (5,3%)	2 (5,3%)	0
Kopfschmerzen	4 (11,1%)	3 (8,3%)	2 (5,6%)	3 (7,9%)	8 (21,1%)	4 (10,5%)

Die Begleiterscheinungen, die zum Abbruch der Behandlung führten, sind in der Tabelle 8 aufgelistet. Diese Begleiterscheinungen führten bei 7 Patientinnen unter Neo-Eunomin® zum Abbruch der Studie, im Gegensatz zu nur 2 Patientinnen unter Diane®-35. Dies spricht in dieser Doppelblindstudie für eine bessere Verträglichkeit von Diane®-35.

Tabelle 8 Begleiterscheinungen, die zum Abbruch der Behandlung führten

	Diane®-35	Neo-Eunomin®
Schwindel	0	2
Brustspannen	0	3
Augenbeschwerden	0	1
Nausea	1	1
Unterleibsschmerzen	0	2
Zwischenblutungen	0	3
Depressive Verstimmung	0	1
Gewichtszunahme	1	1
Kopfschmerzen	0	3
Libidoverlust	0	1
Nervosität	0	1

Schlußfolgerungen

1. Hormonpräparate mit einer antiandrogenen Komponente sind in der Behandlung der Acne vulgaris wirksam.
2. Die doppelblinde Vergleichsstudie mit Diane®-35 und Neo-Eunomin®, zwei Präparaten mit antiandrogener Wirkung, zeigt, daß beide Medikamente bei Acne vulgaris effektiv sind.
3. Die Gesamtbeurteilung dieser Studie weist darauf hin, daß Diane®-35 bei Acne vulgaris besser als Neo-Eunomin® wirkt.
4. Die zusätzliche Lokalbehandlung mit Benzoylperoxid während der ersten 3 Zyklen brachte in dieser Studie scheinbar keinen zusätzlichen Effekt.
5. Die während der 6 Behandlungszyklen beobachteten Begleiterscheinungen waren tolerabel und besonders gering unter der Behandlung mit Diane®-35.

Literatur

[1] Aydinlik, S., U. Lachnit-Fixon, J. Lehnert: Östrogenreduzierter Ovulationshemmer zur Aknetherapie. Doppelblindstudie zum Vergleich von Diane®-35 gegen Diane. Fortschr. Med. *104* (1986) 547–551.

[2] Nürnberger, F.: Comparison of Diane®-35 with Neo-Eunomin® from the dermatological viewpoint. In: A. E. Schindler (ed.): New Developments in Biosciences 3. Antiandrogen-Estrogen Therapy for Signs of Androgenization, pp. 197–206. Walter de Gruyter, Berlin-New York 1987.

[3] Nürnberger, F.: Vergleich von Diane®-35 mit Neo-Eunomin® aus dermatologischer Sicht. In: A. E. Schindler (Hrsg.): Antiandrogen-Östrogentherapie bei Androgenisierungserscheinungen, S. 205–214. Walter de Gruyter, Berlin-New York 1988.

Rezidivhäufigkeit der Akne nach der Behandlung mit Diane®-35

L. Török, M. Kása

Einführung

Die wirksamste hormonale Behandlung der Akne stellt gegenwärtig die Kombination von Östrogen mit dem antiandrogen wirksamen Cyproteronacetat dar [5]. In den während der vergangenen Jahre durchgeführten multizentrischen Doppelblindstudien und vergleichenden Untersuchungen erwies sich Diane®-35 als ebenso wirksam wie das 50 μg Ethinylestradiol enthaltende Präparat Diane® [1, 2, 4].

Das neue Präparat Diane®-35 weist neben seiner sicheren antikonzeptiven Wirkung weniger mit Östrogen in Zusammenhang zu bringende Nebenwirkungen auf und beeinträchtigt weniger die metabolischen und hämostatischen Parameter. Zudem scheint sein therapeutischer Effekt bei Akne früher wirksam zu werden als bei der Behandlung mit Diane®.

Leider muß auch im Anschluß an die hormonale Behandlung der Akne mit dem Auftreten von Rezidiven gerechnet werden. Wir haben untersucht, wie sich Akne und Seborrhoe im Anschluß an die Behandlung mit Diane®-35 hinsichtlich der Rezidivhäufigkeit entwickeln.

Krankengut und Methodik

Einer Behandlung wurden 40 junge Patientinnen unterzogen, die sich zu einer engen Zusammenarbeit bereit erklärten und während der posttherapeutischen Beobachtungsperiode keine hormonalen Antikonzeptiva nahmen. Zur Auswertung kamen 31 Patientinnen mit einem durchschnittlichen Alter von 19,4 (16–31) Jahren; die mittlere Bestandsdauer der Symptome betrug 2,8 (0,5–9) Jahre. Die Verteilung der Akne nach Krankheitsformen zeigte folgendes Bild: 27 Acne papulopustulosa, 3 Acne conglobata und 1 Acne excoriée. In 8 Fällen bestand auch leichter Hirsutismus. Die Akne der Patientinnen war mittelschweren Grades. Mit früherer externer und interner Behandlung (25 Frauen hatten Tetrazyklin, 2 Erythromycin und 2 Diane® bekommen) war eine Symptomfreiheit nicht zu erreichen.

Vor Beginn der Behandlung haben wir den Grad der Akneläsionen im Gesicht, am Rücken und im Dekolleté und den Grad der Seborrhoe (Fettigkeit der Haut und der behaarten Kopfhaut, Schuppen) in drei Kategorien eingeteilt. In Laboruntersuchungen wurden eingehende Leberfunktionsproben und Serum-Lipidbestimmungen vorgenommen. Außerdem wurden die Patientinnen gynäkologisch untersucht (auch Schwangerschaftsausschluß) und ihr Blutdruck kontrolliert. Diese Untersuchungen wurden nach 6 Monaten bzw. nach beendeter Behandlung wiederholt. Von den Kranken wurden zudem dreimal Photos angefertigt (vor und nach der Behandlung sowie beim Erscheinen von Rezidiven).

Die Behandlungsdauer erstreckte sich auf 9–12 Monate. Die Patientinnen erhielten bis zur Erreichung der Symptomfreiheit Diane®-35. Die Behandlung wurde dann noch 3 Monate fortgesetzt (4 Fälle wurden 9 Monate, 3 Fälle 10, 6 Fälle 11 und 18 Fälle 12 Monate lang behandelt). Jene Patientinnen, die bis zum 6. Monat nicht symptomfrei wurden, bekamen maximal 12 Monate lang Diane®-35. Die Frauen kamen monatlich zur Kontrolluntersuchung, wobei wir die Entwicklung der Akneläsionen, des Blutdrucks, des Körpergewichtes und der Nebenwirkungen verfolgten. Die posttherapeutische Beobachtungsperiode betrug in jedem Fall mindestens 3 Monate.

Ergebnisse

Am Ende der Behandlung (9 bzw. 12 Monate) waren von den insgesamt 31 Patientinnen 24 (77,4%) symptomfrei, aber auch der Zustand der übrigen 7

Tabelle 1 Therapeutische Wirkung von Diane®-35 (Heilungs-/Besserungsrate in Prozent; 31 Patientinnen)

	Während der Therapie			Nach der Therapie
	3 Monate	6 Monate	9 Monate	Therapiedauer: 9–12 Monate
Akne				
Gesicht (n = 31)	32,3	48,4	77,4	90,3
Dekolleté (n = 25)	24	64	92	96
Rücken (n = 27)	48,1	85,2	96,3	100
Seborrhoe				
Fettige Haut (n = 31)	87,1	93,6	96,8	100
Fettiges Haar (n = 24)	41,7	58,3	79,2	83,3
Schuppen (n = 14)	0	14,3	50	71,4

besserte sich. Das erste Zeichen der Besserung war das Nachlassen der Seborrhoe, im Mittel binnen 3 (2–9) Monaten. Die Regression der Aknesymptome begann durchschnittlich nach 4,5 (2–7) Monaten. Zur Erzielung einer totalen Symptomfreiheit waren Behandlungen von 5 bis zu 12 Monaten (Durchschnitt: 8,4) nötig. Die vollkommene Symptomfreiheit bzw. das Ausmaß der Besserung veranschaulicht Tabelle 1. Ihr ist zu entnehmen, daß die Aknesymptome im höchsten Grade am Rücken, dann im Dekolleté und anschließend im Gesicht nachließen. Von den Seborrhoesymptomen schwand zuerst die Fettigkeit der Haut, dann ließ die Fettigkeit der Haare und dann die Schuppenbildung nach.

Die Frage der Rezidivhäufigkeit konnten wir bei den 24 symptomfrei gewordenen Patientinnen verfolgen. Nach einem Monat blieben von 24 Patientinnen 19 (79,2%), nach 2 Monaten 11 (45,8%), nach 3 Monaten 7 (29,2%) und nach 4 Monaten 4 Patientinnen (16,7%) rezidivfrei (Abb. 1). Im ersten Monat rezidivierten die Aknesymptome in 5 Fällen (20,8%): bei 4 Patientinnen im Gesicht, bei einer Patientin am Rücken. Im zweiten Monat war in 13 Fällen (54,2%) ein Wiederauftreten der Symptome zu verzeichnen: im Gesicht bei 8, am Rücken bei 2, im Gesicht und im Ausschnitt bei 2 Patientinnen und bei einer Kranken im Gesicht, am Rücken und im Ausschnitt. Nach 3 Monaten kam es in 17 Fällen (70,8%) zum Rezidiv: im Gesicht in 6 Fällen, im Ausschnitt in einem, im Gesicht und Ausschnitt in 2, im Gesicht und Rücken in 2 und im Gesicht, Ausschnitt und Rücken in 6 Fällen.

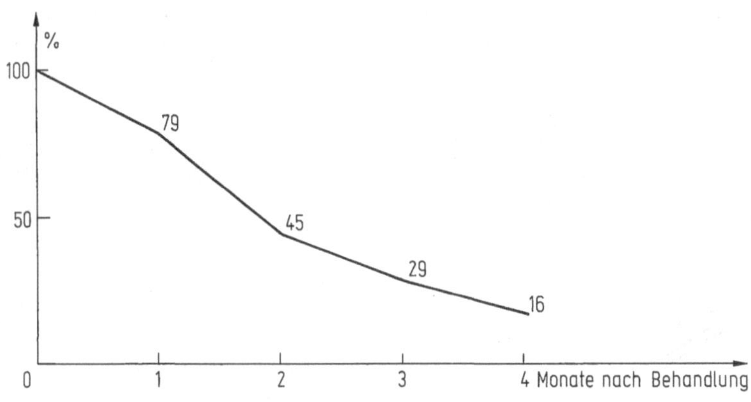

Abb. 1 Anteil der symptomfreien Patientinnen nach der Therapie (100% ≙ 24 Patientinnen)

Aus Tabelle 2 (dort sind neben den symptomfreien auch die gebesserten Patientinnen einbezogen) ist ersichtlich, daß in der Aufschlüsselung nach Körperregionen Rezidive am häufigsten im Gesicht, am zweithäufigsten im Ausschnitt und in ähnlichem Ausmaß am Rücken auftraten. Wie sich die Gesamtheit der Aknescores in den einzelnen Körperregionen im Laufe der Behandlung bzw. in der

Tabelle 2 Anteil der symptomfreien und gebesserten Patientinnen *nach* der Behandlung (Angaben in Prozent; 31 Patientinnen)

	1 Monat	2 Monate	3 Monate nach Behandlung
Akne			
Gesicht (n = 31)	77,4	54,8	38,7
Dekolleté (n = 25)	96	88	60
Rücken (n = 27)	96,3	88,9	63
Seborrhoe			
Fettige Haut (n = 31)	90,3	64,5	38,7
Fettiges Haar (n = 24)	83,3	75	50
Schuppen (n = 14)	71,4	71,4	57,1

behandlungsfreien Beobachtungszeit gestaltete, geht aus der Abbildung 2 hervor. Das Alter der Patientinnen mit Rezidiven (n = 17; 18,5 Jahre) war niedriger als das mittlere Alter der symptomfrei gebliebenen (n = 7; 21,4 Jahre).

Von den seborrhoischen Symptomen rezidivierte bei den symptomfrei gewordenen bzw. gebesserten Patientinnen im größten Ausmaß die Fettigkeit der Haut. Die seborrhoischen Symptome der behaarten Kopfhaut rezidivierten in annähernd gleichem Maße (Tabelle 2). Die Entwicklung der seborrhoischen Symptome während der Behandlung und in der behandlungsfreien Observationsperiode veranschaulicht Abbildung 3. Von den 7 in gebessertem Zustand befindlichen Frauen blieben 3 anhaltend in gebessertem Zustand, in 4 Fällen trat eine

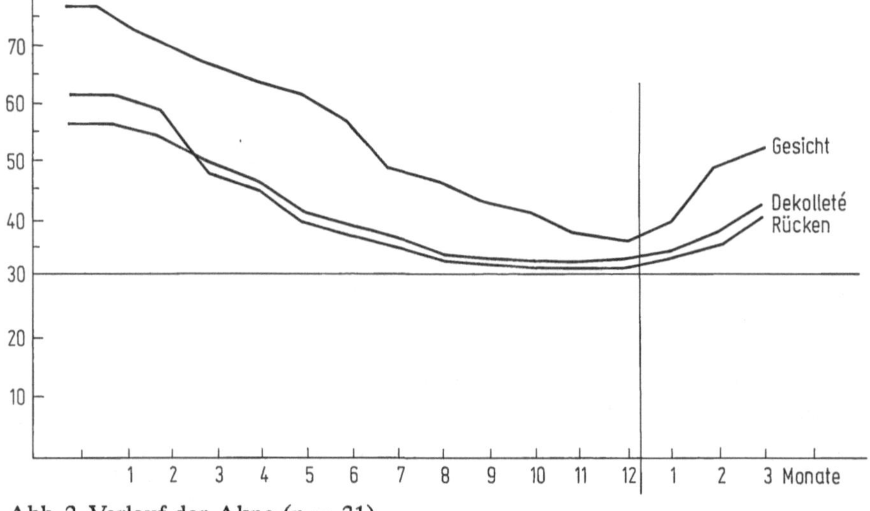

Abb. 2 Verlauf der Akne (n = 31)

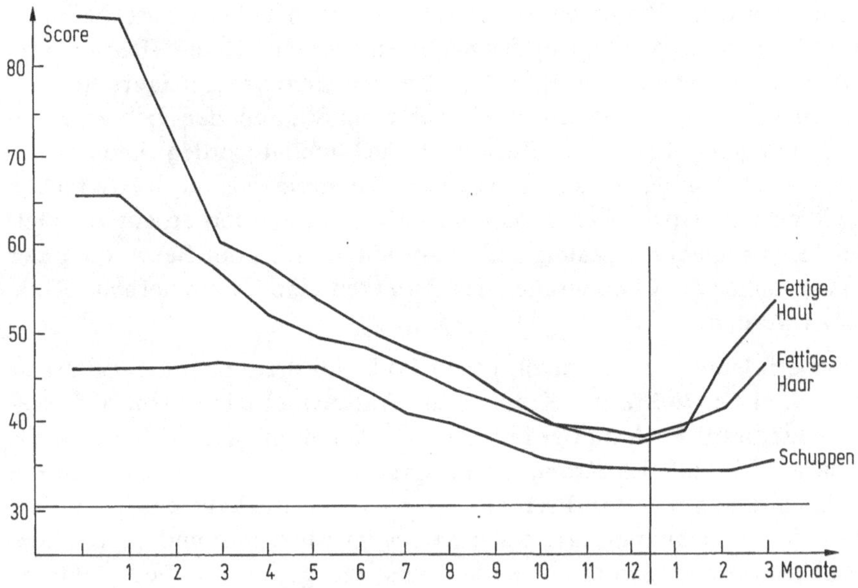

Abb. 3 Verlauf der Seborrhoe (n = 31)

Verschlechterung ein. Der mäßige Hirsutismus blieb in 6 von 8 Fällen unverändert, bei 2 Patientinnen verschwand er.

Nebenwirkungen zeigten sich in 18 von den 31 Fällen, doch waren diese vorübergehender Natur und machten eine Unterbrechung der Behandlung nicht nötig. Brechreiz kam in 12, Spannung in der Brust in 3, Zervikalisation in 3, Blutdruckerhöhung in 2, Schmierblutung in 2, Kopfschmerzen in 2, Schwindel in einem und auch Gewichtszunahme in einem Fall vor.

Diskussion

Bei 24 von 31 Aknepatientinnen (77,4%) erzielten wir im Laufe der 9- bis 12-monatigen Diane®-35-Behandlung Symptomfreiheit. Auf das gesamte Krankengut bezogen betrug das Heilungs-/Besserungsverhältnis 100%, da sich auch bei den nicht symptomfrei gewordenen 7 Frauen eine Besserung zeigte. Das größte Heilungs-/Besserungsverhältnis war am Rücken zu verzeichnen (100%), dann folgten der Ausschnitt (96%) und das Gesicht (90,3%). Dieses Verhältnis war etwas besser als das von Aydinlik und Mitarbeitern in der multizentrischen Doppelblindstudie mitgeteilte Ergebnis [1].

Über die Rezidivhäufigkeit bei der hormonalen Aknebehandlung haben wir kaum Angaben gefunden [3]. Allerdings ist das Studium der Rezidive insofern schwierig, als sich diese Patienten in der reproduktiven Lebensphase befinden und meistens hormonale Antikonzeptiva benutzen oder eine Diane®-Behandlung anwenden. Die Akne ist eine gewöhnlich zu Beginn der zwanziger Jahre spontan heilende Dermatose. Diese Tatsache muß auch beim Studium der nach verschiedenen Behandlungen auftretenden Rezidive berücksichtigt werden. Die hormonale Aknetherapie zählt auch als morbostatische Therapie, weil nach Abbrechen der Behandlung die ursprünglichen pathogenetischen Faktoren erneut zur Geltung kommen, vor allem die gesteigerte Talgproduktion. In der Beurteilung der Rezidive kann daher dem Lebensalter der Patienten eine kontinuierliche Rolle zugesprochen werden.

Die Rezidive erfolgten relativ schnell, gegen Ende der dreimonatigen Beobachtungsphase waren bei 70,8% der Kranken die Aknesymptome erneut aufgetreten. Das durchschnittliche Alter der rezidivfreien Patientinnen (21,4 Jahre) war – dem natürlichen Verlauf der Krankheit entsprechend – höher als das mittlere Alter der Patientinnen mit Rezidiven (18,5 Jahre). Die Rezidive erschienen zunächst im Gesicht und dann praktisch gleichzeitig im Ausschnitt und am Rücken. Von den seborrhoischen Symptomen trat zuerst die gesteigerte Fettigkeit der Haut auf, die auch eine Parallele zur Verschlimmerung der Aknesymptome zeigte.

Zusammenfassend ist festzustellen, daß nach einer Antiandrogen-Östrogenbehandlung der Akne in der großen Mehrzahl der Fälle mit Rezidiven gerechnet werden muß. Zwischen der Rezidivbereitschaft und dem Lebensalter der Betroffenen ist ein Zusammenhang nachweisbar. Das Rezidivieren der Symptome fällt zusammen mit einem erneuten Auftreten der Seborrhoe. In Anbetracht dieses Tatbestandes ist den im Aknealter befindlichen jungen Frauen eine Diane®-35-Dauerbehandlung zu empfehlen.

Literatur

[1] Aydinlik, S., U. Lachnit-Fixson, J. Lehnert: Östrogenreduzierter Ovulationshemmer zur Aknetherapie. Fortschr. Med. *104* (1986) 547–551.

[2] Colver, G. B., P. S. Mortimer, R. P. R. Dawber: Cyproterone acetate and two doses of oestrogen in female acne; a double-blind comparison. Br. J. Dermatol. *118* (1988) 95–99.

[3] Fanta, D.: Hormone Therapy of Acne. Clinical and Experimental Principles. Springer-Verlag, Wien – New York 1980.

[4] Fugere, P., R. K. L. Percival-Smith, S. Lussier-Cacan et al.: The comparative efficacy and safety of Diane-35® versus Diane-50® in the treatment of moderate to severe acne and seborrhoea: preliminary results. In: A. E. Schindler (ed.): Antiandrogen-Estrogen Therapy for Signs of Androgenization, pp. 217–228. Walter de Gruyter, Berlin – New York 1987.

[5] Miller, J. A., P. Wojnarowska, P. M. Dowd et al.: Antiandrogen treatment in women with acne: a controlled trial. Br. J. Dermatol. *114* (1986) 705–716.

Verträglichkeit von Diane®-35 bei Langzeitanwendung im Vergleich zu anderen oralen Kontrazeptiva

M. Breckwoldt

Die Frage nach dem gesundheitlichen Risiko, das mit der Einnahme hormonaler Kontrazeptiva verbunden sein kann, beschäftigt seit vielen Jahren Öffentlichkeit und Fachwelt. Die meisten Aussagen zu dieser Thematik sind bislang von Epidemiologen anhand prospektiver oder retrospektiver Studien gemacht worden. In diesen Untersuchungen wird das gleichzeitige Auftreten von gesundheitlichen Störungen und der Einnahme hormonaler Kontrazeptiva beschrieben. Aus diesen Daten wird ein relatives Risiko errechnet, das mit der Einnahme hormonaler Kontrazeptiva im Zusammenhang gesehen wird.

Die unerwünschten Nebenwirkungen, die beschrieben wurden, beziehen sich auf

1. das kardiovaskuläre System
2. das Gerinnungssystem
3. den Lipidstoffwechsel
4. den Kohlenhydratstoffwechsel
5. die Leberfunktion [2, 9, 10, 12–15].

Diese Hinweise auf potentielle unerwünschte Nebenwirkungen haben dazu geführt, durch Dosisreduktion, Entwicklung neuer Gestagene und neuer Kombinationen das gesundheitliche Risiko bei Anwendung von oralen Kontrazeptiva zu senken. Von einem modernen Ovulationshemmer wird erwartet, daß das Medikament zuverlässig vor Schwangerschaften schützt, eine annehmbare Zykluskontrolle gewährleistet und frei von unerwünschten Stoffwechselwirkungen ist. Diese Forderungen werden weitgehend von allen heute verfügbaren niedrigdosierten oralen Kontrazeptiva erfüllt. In diesem Beitrag wird die Frage gestellt, ob das Kombinationspräparat Diane®-35 (2 mg Cyproteronacetat und 0,035 mg Ethinylestradiol) diesen Kriterien gerecht wird.

Cyproteronacetat in Kombination mit 50 µg Ethinylestradiol hat sich in der Behandlung von Virilisierungserscheinungen wie Akne, Seborrhoe oleosa, Hirsutismus und androgenetischer Alopezie als wirksames Medikament erwiesen. Gleichzeitig war eine zuverlässige Ovulationshemmung mit der Einnahme dieses Präparats verbunden. Die Reduktion der täglichen Östrogendosis auf 35 µg Ethinylestradiol brachte keine Einbuße der therapeutischen Wirksamkeit, die kosmetischen Resultate schienen eher verbessert zu sein [1, 4–6, 8].

Die günstige therapeutische Wirksamkeit bei Androgenisierungserscheinungen hängt teilweise vermutlich damit zusammen, daß unter diesem niedrigdosierten Präparat die hepatische Synthese von SHBG deutlicher als bei anderen oral wirksamen Kontrazeptiva stimuliert wird [5, 6, 18]. Auch die kontrazeptive Effektivität ist nicht gemindert, da die Ovulationshemmdosis für Cyproteronacetat bei 1 mg/die liegt [17].

Zur Wirkung von Diane®-35 auf das kardiovaskuläre System liegen bislang keine publizierten Daten vor. Hinsichtlich des Gerinnungssystems wird ein signifikanter Anstieg von Fibrinopeptid A bei gleichzeitigem Anstieg des fibrinolytischen Potentials berichtet [3]. Nach diesen Befunden ist davon auszugehen, daß keine nachteilige Wirkung auf das plasmatische Gerinnungssystem und auf die Thrombozytenfunktion während der Einnahme dieses Ovulationshemmers zu erwarten ist. Die Problematik der Interpretation solcher Befunde ist von Mammen [11] beleuchtet worden.

Zur Wirkung von oral wirksamen Kontrazeptiva auf den Lipidstoffwechsel ist bekannt, daß Gestagene mit androgener Partialwirkung zu einer Reduktion der Serumkonzentrationen von HDL-Cholesterin dosisabhängig führen [9, 10]. Der HDL-Cholesterinfraktion wird bekanntlich eine kardioprotektive Wirkung zugeschrieben. Es war daher naheliegend, für die oralen Kontrazeptiva nach Gestagenen zu suchen, die frei von androgener Restwirkung waren oder in so geringer Dosierung eingesetzt werden konnten, daß nachteilige Effekte auf den Lipidstoffwechsel nicht zu erwarten waren. Aus den Untersuchungen von Haspels und van der Vange [6] geht hervor, daß sowohl Desogestrel als auch Cyproteronacetat in Kombination mit Ethinylestradiol zu einem Anstieg der HDL_2 Cholesterinfraktionen führt. Damit scheinen nachteilige Wirkungen von Cyproteronacetat auf das Lipoproteinprofil ausgeschlossen. Da es sich beim Cyproteronacetat um ein Gestagen mit antiandrogener Wirkung handelt, wären nachteilige Effekte auch aus theoretischen Erwägungen nicht zu erwarten gewesen. Im gleichen Sinne lassen sich auch die Untersuchungen von Silfverstolpe et al. [16] interpretieren.

Über eine ungünstige Beeinflussung des Kohlenhydratstoffwechsels durch Cyproteronacetat in Kombination mit Ethinylestradiol liegen keine Daten vor. Ebenso ist nicht bekannt, ob es unter der langfristigen Einnahme von Diane®-35 zur Entwicklung gutartiger Leberzelltumoren kommt, wie sie für andere Ovulationshemmer beschrieben wurden [2, 12].

Vergleicht man Diane®-35 mit anderen niedrigdosierten Ovulationshemmern, so kommt man zu dem Schluß, daß dieses Präparat alle Kriterien erfüllt, die heute von einem niedrigdosierten Ovulationshemmer zu fordern sind. Darüber hinaus zeichnet sich das Präparat wegen seiner stärkeren antiandrogenen Eigenschaft gegenüber den übrigen Ovulationshemmern aus und kann bei entsprechender Indikation als therapeutisch wirksame Substanz eingesetzt werden. Dies gilt vor allen Dingen bei Patientinnen mit Virilisierungserscheinungen aufgrund einer ovariellen Hyperandrogenämie [5].

Literatur

[1] Aydinlik, S., U. Lachnit-Fixson, J. Lehnert: Östrogenreduzierter Ovulationshemmer zur Aknetherapie. Fortschr. Med. *104* (1986) 547–551.

[2] Baum, J. K., F. Holtz, J. J. Bookstein et al.: Possible association between benign hepatomas and oral contraceptives. Lancet *II* (1973) 926.

[3] Bruni, V., D. Rosati et al.: Wirkungen eines antiandrogenen Kombinationspräparates auf das hämostatische System. Fortschr. Med. *105* (1987) 55.

[4] Carlborg, L.: Cyproteroneacetate versus levonorgestel combined with Ethinylestradiol in the treatment of acne. Acta Obstet. Gynecol. Scanc. Suppl. *134* (1986).

[5] Falsetti, L., G. A. Casarotti et al.: A new association of ethinylestradiol (0,035 mg) cyproteroneacetate (2 mg) in the therapy of polycystic ovary syndrome. Acta Europ. Fertil. *17* (1986) 19–28.

[6] Haspels, A. A., N. van der Vange: Neue Aspekte der Therapie mit einem Östrogen-Antiandrogen-Kombinationspräparat: Cyproteronacetat (2 mg) und Ethinylestradiol, (0,035 mg). In: A. E. Schindler (Hrsg.): Antiandrogen-Östrogentherapie bei Androgenisierungserscheinungen, S. 9–14. De Gruyter, Berlin – New York 1988.

[7] Inman, W. H. N., M. P. Vessey, B. Westerholm et al.: Thromboembolic disease and the steroidal content of oral contraceptives. A report to the Comittee on Safety and Drugs. Br. Med. J. *2* (1970) 203.

[8] Kaiser, E.: Klinische Erfahrungen mit Diane®-35 dem zur Zeit am niedrigst dosierten antiandrogen wirkenden hormonalen Kontrazeptivum. Gebh. Frauenheilk. *46* (1986) 738.

[9] Knopp, R. H., C. E. Walden, P. W. Wahl et al.: Oral contraceptive and postmenopausal estrogen effects on lipoprotein triglyceride and cholesterol in an adult female population: Relationship to estrogen and progestin potency. J. Clin. Endocrinol. Metab. *53* (1981) 1123.

[10] Larsson-Cohn, U., L. Wallentin, G. Zador: Effects of three different combinations of ethinylestradiol and levonorgestrel on plasma lipids and high density lipoproteins. Acta Obstet. Gynecol. Scand. (Suppl.) *88* (1979) 56.

[11] Mammen, E. F.: Oral contraceptives and blood coagulation. A critical review. Am. J. Obstet. Gynecol. *142* (1982) 781.

[12] Mays, E. T., W. M. Christopherson: Sex steroids and hepatic growth. In: A. A. Haspels, C. R. Kay (eds.): Intern. Symposium on Hormonal Contraception. Excerpta Medica, Amsterdam 1978.

[13] Royal College of General Practioner's: Oral Contraceptives and Health. Putman, London 1974.

[14] Royal College of General Practioner's: Oral Contraception Study. Mortality among oral contraceptive users (Beral, V.). Lancet *2* (1977) 727.

[15] Royal College of General Practioner's: Oral Contraception Study. Further analysis of mortality in oral contraceptive users. (P. M. Layde, V. Beral) Lancet *1* (1981) 541.

[16] Silfverstolpe, G., U. B. Lindberg, L. Enk et al.: Auswirkungen von Cyproteronacetat als Monosubstanz und in Kombination mit Ethinylestradiol auf die Serumlipide. In: A. E. Schindler (Hrsg.): Antiandrogen-Östrogentherapie bei Androgenisierungserscheinungen, S. 181–188. De Gruyter, Berlin – New York 1988.
[17] Spona, J., J. Huber, J. B. Schmidt: Inhibierung der Ovulation mit 35 μg Äthinylöstradiol und 2 mg Cyproteronacetat (Diane®-35). Geburtsh. Frauenheilk. *46* (1986) 435.
[18] Zurth, Chr., U. Täuber: Pharmakokinetik von Cyproteronacetat und Ethinylestradiol während der Behandlung mit Diane®-35: Vergleich Raucherinnen und Nichtraucherinnen. In: A. E. Schindler (Hrsg.): Antiandrogen-Östrogentherapie bei Androgenisierungserscheinungen, S. 43–52. De Gruyter, Berlin – New York 1988.

Einsatz und Anwendung von Diane®-35 in der dermatologischen Praxis

D. Fanta

Einleitung

Der praktizierende Dermatologe steht einerseits einem großen Spektrum verschiedener, durch Ätiologie und Art der klinischen Manifestationen definierter Akneformen, anderseits einer breiten Palette moderner Aknetherapeutika gegenüber. In der Behandlung der Akne ist ein befriedigender Erfolg aber nur dann zu erzielen, wenn bewußt für die jeweils vorliegende Akneform die geeignete Therapie ausgewählt wird – und das gilt auch für Antiandrogene.

Nach Analyse eines umfassenden Krankengutes, teils aus einer Multicenter-Studie (30 Dermatologen befragten 734 Patienten), teils aus der eigenen Praxis (224 Patienten), soll im vorliegenden Referat der Stellenwert der Antiandrogene in der dermatologischen Praxis dargelegt werden.

Krankengut

In der Geschlechtsverteilung stehen 63,7% weiblichen Patienten 36,3% männliche Patienten gegenüber. Die Altersverteilung erstreckt sich vorwiegend vom 14. bis 30. Lebensjahr mit vereinzelten Ausnahmen über diesem Alter. Bei beiden Geschlechtern überwiegen die Altersgruppen 14–17 Jahre (36% der Männer, 27% der Frauen) und 18–21 Jahre (36% der Männer, 30% der Frauen). Im Gegensatz zu den Männern sind Frauen aber auch nach dem 25. Lebensjahr noch mit 21% vertreten (Tabelle 1). Bezüglich der Akneformen kommt bei beiden Geschlechtern die Acne papulopustulosa weitaus am häufigsten vor (50% der

Tabelle 1 Altersverteilung der Aknepatienten

	Alter in Jahren				
	14–17	18–21	22–25	älter als 25	Σ
Männer (n = 230)	36%	36%	19%	10%	100%
Frauen (n = 404)	27%	30%	22%	21%	100%

Tabelle 2 Geschlechtsverteilung der Akneformen

	A. comed.	A. papul.	A. nodosa	A. conglob.	Σ
Männer (n = 230)	27%	50%	11%	12%	100%
Frauen (n = 404)	36%	54%	6%	4%	100%

Männer, 54% der Frauen), gefolgt von der Acne comedonica (27% der Männer, 36% der Frauen) (Tabelle 2). Schwere Fälle wie Acne nodosa und Acne conglobata, die an und für sich selten auftreten, überwiegen bei Männern.

Indikationsstellung

Die Entscheidung, bei welchen der zumeist sehr jugendlichen Patientinnen man eine systemische Hormontherapie empfehlen wird, ist nach sorgfältiger Auswahl zu treffen. Die erste Orientierung dabei bringt das klinische Bild.

Wenn man den Wirkungsmechanismus der Kombination Östrogene – Antiandrogene auf die Haut berücksichtigt – vor allem sebosuppressiv, antiinflammatorisch, nach neueren Untersuchungen auch Hemmung der Proliferation des Epithels im Follikelausführungsgang [1, 4] –, dann ist die Indikation vor allem bei entzündlichen Formen mit ausgeprägter Seborrhoe gegeben. Eine positive Beeinflussung ist aber bei allen Akneformen, also auch bei den nicht entzündlichen Komedonen zu erwarten. Für letztere steht allerdings das bezüglich komedolytischer Eigenschaft unübertroffene Tretinoin zur Verfügung, so daß diesem Wirkstoff, falls nicht gleichzeitig Antikonzeptionswunsch besteht, der Vorrang gegeben werden sollte.

Für das weitere praktische Vorgehen empfiehlt sich, jeder Patientin über 16 Jahre die Frage nach der Einnahme oraler Kontrazeptiva (OC) zu stellen. Im vorliegenden Krankengut wurde die Frage von 70% der Patientinnen verneint; sie fallen vor allem in die Altersklassen unter 17 Jahre (35,3%) und 18–21 Jahre (28,6%). Von den Pilleneinnehmerinnen gaben 30% an, Diane® zu nehmen – das sind also 10% der gesamten Aknepatientinnen. Die Befragung umfaßte sowohl Erstbesucherinnen als auch Kontrollen. Vergleichsweise dazu werden 67% der Aknepatienten dieser Erhebung mit Benzoylperoxid, 40% mit Tretinoin, 27% mit systemischen Antibiotika und 6% mit13-cis-Retinsäure behandelt, wobei meist eine Kombinationstherapie durchgeführt wurde.

Eine weitere informative Frage betrifft die prämenstruelle Exazerbation: von den Patientinnen ohne OCs geben 62% eine solche an, Patientinnen mit Diane® in nur 14%, Patientinnen mit anderen OCs immerhin in 61%. Auch nach Zyklusstörungen sollte gefragt werden: Liegen solche vor, bzw. wird auch über ein spätes, sehr plötzliches Auftreten der Akne berichtet, muß eine endokrinologische Abklärung durchgeführt werden, da es sich um einen seltenen Fall von symptomatischer Akne handeln könnte (polyzystisches Ovar, Luteom, NNR-Tumor).

Eine Antiandrogentherapie kommt zunächst für all jene Patientinnen in Frage, die an einer entzündlichen Akne leiden und OCs nehmen. In diesem Kollektiv sollte nach Rücksprache mit dem behandelnden Gynäkologen mit gewissem Nachdruck die Umstellung empfohlen werden. Dies traf bei Diane® mit der Begründung, daß die Östrogendosis zu hoch sei, bisweilen auf Widerstand. Mit Diane®-35 ist dieses Argument nun entkräftet.

Eine weitere Gruppe, die der Antiandrogentherapie zugeführt werden sollte, sind jene Frauen, die über ausgeprägte prämenstruelle Exazerbation klagen. Sie muß der behandelnde Dermatologe über die Möglichkeit einer hormonellen Therapie aufklären. Ist die Bereitschaft dazu gegeben, empfiehlt es sich, die Patientin zur Abklärung der Kontraindikationen und Einstellung zum Gynäkologen zu überweisen. Darüber hinaus sind aber regelmäßige dermatologische Kontrollen zu vereinbaren, da zumindest in den ersten Monaten meist eine Kombinationstherapie durchgeführt wird und sich ja auch das gesamte Hautbild unter der Antiandrogentherapie verändert.

Im eigenen Krankengut wurden 39 Patientinnen über ihre Einstellung zur Antiandrogentherapie befragt: Nur 7 Patientinnen waren zu dieser Therapie bereit. Die dagegen vorgebrachten Argumente betrafen in der Altersgruppe unter 21 Jahren das jugendliche Alter und den mangelnden Bedarf einer Kontrazeption, in der Altersgruppe zwischen 21 und 25 wurden Kinderwunsch und prinzipielle Abneigung gegenüber OCs angegeben. In der Altersgruppe über 25 waren einige Patientinnen nach durchgeführter Tubenligatur nicht zu einer Hormontherapie bereit oder lehnten wegen Nebenwirkungen bei früherer Pilleneinnahme ab (Tabelle 3). Erstaunlicherweise stimmten aber nahezu alle Patientinnen, bei denen

Tabelle 3 Aknepatientinnen ohne orale Kontrazeptiva (n = 39)

Alter	Gründe für Ablehnung	n	Umstellung auf Antiandrogentherapie
14–17	zu jung	5	0
18–21	zu jung	5	3
	kein Bedarf	2	
21–25	Kinderwunsch	4	3
	Ablehnung	5	
	kein Bedarf	1	
über 25	Kinderwunsch	1	1
	Unterbindung	3	
	Nebenwirkungen	5	
	Unwirksamkeit	1	
		32	7

entsprechend dem Aknegrad ein Erfolg durch alleinige topische Therapie nicht zu erwarten war und die die Pille abgelehnt hatten, der Einnahme von Tetrazyklinen oder 13-cis-Retinsäure zu. Demnach wären noch eindringlichere, aufklärende Gespräche erforderlich, um für einen Großteil der Patientinnen eine Pille als Aknetherapeutikum akzeptabel zu machen.

Zusatztherapie und Pflege

Wenn auch, wie oben erwähnt, aus theoretischen Überlegungen hinsichtlich des Wirkmechanismus der Antiandrogene eine Monotherapie das Ziel sein müßte, so zeigt sich doch in der Praxis, daß der erwünschte Erfolg meist nur verzögert einsetzt und bei manchen Patientinnen auch nach 6–9monatiger Therapie mit Diane® bzw. Diane®-35 noch kein optimaler Erfolg eintritt. Schließlich stellt sich nach Absetzen der Therapie die Frage nach der Fortsetzung. Außerdem ist gerade bei Aknepatientinnen der Wunsch nach einer lokalen Behandlung, die ihnen das Gefühl der aktiven Mitarbeit gibt, deutlich. All diese Gründe sprechen für die Empfehlung einer Zusatztherapie.

Da der Komedo als primäre Manifestation der Akne gilt und nahezu bei allen Akneformen Komedonen sichtbar sind, sollte vor allem die Kombination mit Tretinoin von Anfang an verordnet werden. Allerdings ist zu berücksichtigen, daß unter Umständen nach etwa drei Monaten, wenn die sebosuppressive Wirkung von Diane® voll einsetzt, ein Wechsel des Präparates vorgenommen werden muß: Während man anfangs bei ausgeprägt seborrhoischer Haut eher Lotio, Gel oder Tupfer wählt, verträgt die trockene Haut Crème besser.

Bei papulopustulösen Akneformen bringt die gleichzeitige Anwendung von Benzoylperoxid oder topischen Antibiotika vor allem ein rascheres Abheilen der Pusteln und somit einen besseren kosmetischen Effekt, was sich auf die Kooperationsbereitschaft der Patientinnen günstig auswirkt. Auch hier ist allerdings zu beachten, daß Benzoylperoxid-haltige Präparate oft eine Austrocknung der Haut bis zu Unverträglichkeit bewirken, so daß man Verdünnungen auf der Grundlage einer Crème rezeptieren sollte.

Die Frage nach der Zweckmäßigkeit der Kombination Diane® + Tetrazykline beantwortet eine vergleichende Doppelblindstudie von Greenwood und Mitarbeitern [3] mit dem Vergleich Monotherapie Diane® (Kollektiv 1), Monotherapie Tetrazykline (Kollektiv 2), Kombinationstherapie Diane® + Tetrazykline (Kollektiv 3). Das Ergebnis zeigt eine eindeutige Überlegenheit des Therapieerfolges in Kollektiv 1 und 3 gegenüber Kollektiv 2. Zwischen Kollektiv 1 und 3 ergab sich kein signifikanter Unterschied. Somit erscheint eine Kombination Diane® + Tetrazykline wenig sinnvoll. Im Gegenteil: Tetrazykline dürften die sebosuppressive

Wirkung von Diane® abschwächen, indem sie den Talgfluß und somit die Talgexkretion steigern.

Zur Kombination mit Diane® ist 13-cis-Retinsäure gut geeignet: zum einen bei schwersten nodösen Formen, wenn man rascher einen Erfolg erzielen will, zum anderen bei Patientinnen, bei denen trotz längerer Therapie mit Diane® weiterhin entzündliche Effloreszenzen auftreten. Die Gabe von 13-cis-Retinsäure fordert eine absolut sichere Kontrazeption, somit ist die gleichzeitige Anwendung von OCs naheliegend.

Bezüglich der allgemeinen Hautpflege ist zu berücksichtigen, daß ab etwa dem 3. Einnahmemonat von Antiandrogenen die Haut allgemein trockener wird, was bei ungeeigneten pflegerischen Maßnahmen bis zum Exsikkationsekzem führen kann. Für die Reinigung sind die als hautschonend gepriesenen Syndets nicht geeignet, da diese zwar den physiologischen pH-Wert der Haut berücksichtigen, dabei aber meist austrocknend wirken. Vielmehr sind Badezusätze mit Öl oder Eiweißhydrolysaten und -kondensaten zu empfehlen; zusätzlich sollte die Körperhaut mit Salben vom Ö/W-Emulsionstyp gepflegt werden.

Beim Auftreten einer Acne detergens sowie einer Acne cosmetica sind die Patienten sowohl vor zu drastischen Reinigungsmaßnahmen als auch vor übermäßiger Anwendung kosmetischer Präparate, wenn sie auch unter dem Namen „Akne-Kosmetika" angeboten werden, zurückzuhalten. Waschungen mit stark entfettenden Detergentien ebenso wie maskenartiges Abdecken der Läsionen sind zwar Ausdruck der psychischen Notlage der Patientin, für den Heilungsprozeß der Akne stellen diese Maßnahmen aber einen Störfaktor dar.

Nach Absetzen der Therapie mit Antiandrogenen ist nach einigen Monaten in mehr als 50% mit dem Auftreten von Rezidiven zu rechnen [2]. In diesem Zeitraum sind häufige dermatologische Kontrollen ratsam, damit so bei Bedarf möglichst frühzeitig mit einer topischen Behandlung, die in vielen Fällen den Behandlungserfolg erhalten kann, begonnen wird.

Literatur

[1] Calman, K. C., A. V. Muir, J. A. Hilne: A new method for the screening of antiandrogens in human skin. Br. J. Derm. *82* Suppl. 6/26 (1970).

[2] Fanta, D.: Akne: klinische und experimentelle Grundlagen zur Hormontherapie. Springer, Wien – New York 1978.

[3] Greenwood, R., L. Brummit, B. Burge et al.: Eine vergleichende Doppelblindstudie über Tetrazykline und Diane®, allein und in Kombination in der Behandlung der Akne. In: A. E. Schindler (Hrsg.): Antiandrogen-Östrogentherapie bei Androgenisierungserscheinungen, S. 215–224. Walter de Gruyter, Berlin – New York 1988.

[4] Holmes, R. L., M. Williams, W. J. Cunliffe: Pilo-sebaceous duct obstruction and acne. Br. J. Dermatol. *87* (1972) 327–332.

FSC
www.fsc.org
MIX
Papier | Fördert gute Waldnutzung
FSC® C083411

Zeitfracht Medien GmbH
Ferdinand-Jühlke-Straße 7
99095 Erfurt, Deutschland
produktsicherheit@kolibri360.de